埼玉医科大学 超人気健康セミナーシリーズ

妊娠したら読んでおきたい出生前診断の本

出生前診断を“正しく知る”ために

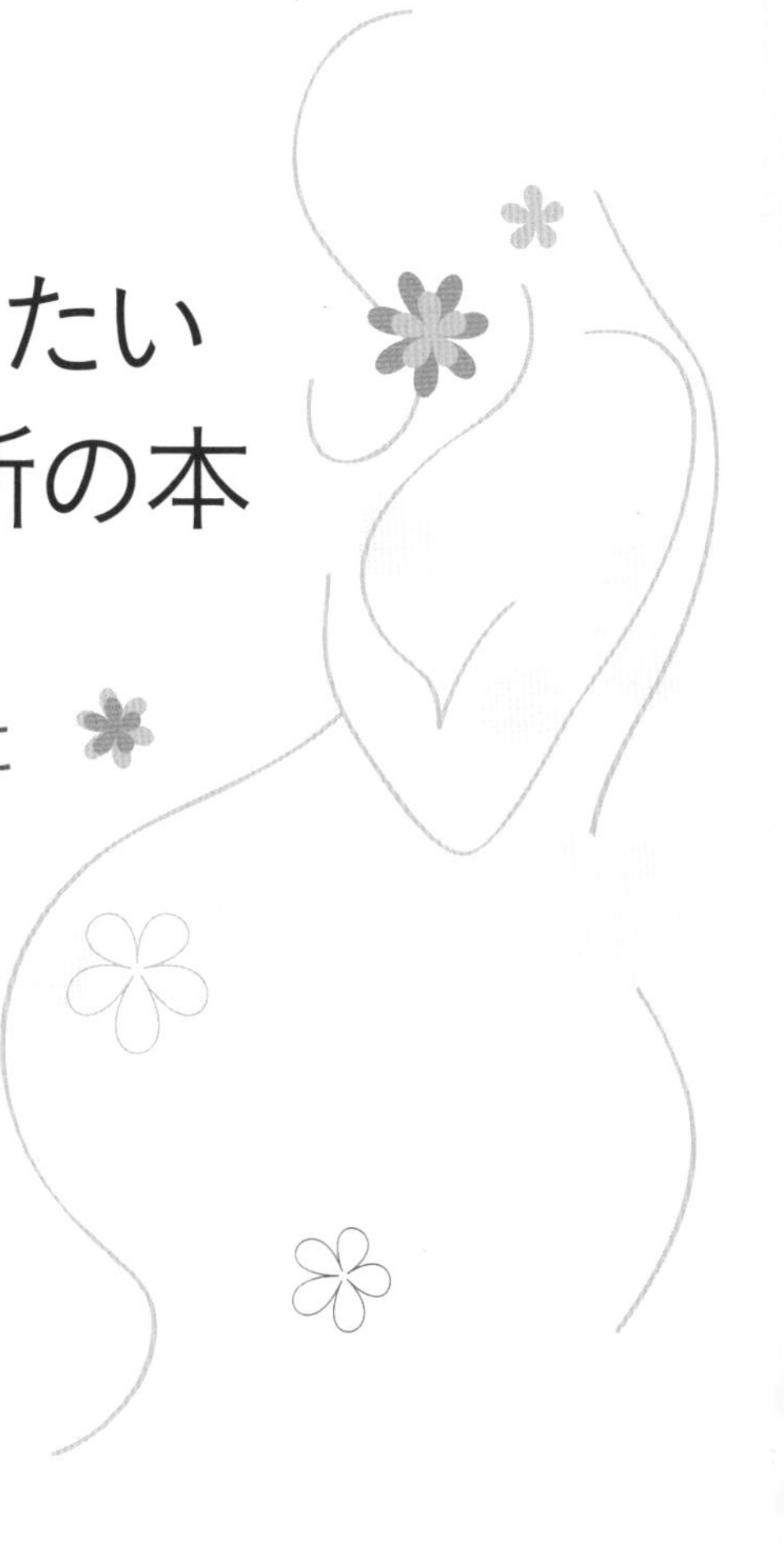

大竹　明
亀井 良政
町田 早苗

ライフサイエンス出版

本書は、2017年7月15日に開催された、埼玉医科大学市民公開講座
「出生前診断と遺伝病」の内容を再編集したものです。

はじめに

２０１４年の母体血を用いた新しい出生前遺伝学的検査の日本への導入報道を契機として、いわゆる出生前診断が急速に社会の注目を浴びるようになりました。その背景として、日本ではこれまで出生前診断（ＮＨＫは〝しゅっしょうぜん〟ではなく〝しゅっしょうまえ〟と発音するそうです）あるいは検査について国として系統だった方針が全くなかったうえに、女性の社会進出に伴う晩婚化が重なり、高年妊娠によるダウン症を初めとする胎児染色体異常のリスクの上昇に対する妊婦さんたちの関心の高さがあります。

しかしながら、わが国ではこれまで、学校教育の中で遺伝学についての系統だった授業が行われておらず、このことが社会の不安をいたずらに助長してしまった感があります。本書では、日常的にわれわれ産科医がどのように胎児の管理をしているのか、出生前診断・検査を通してどのように胎児と母親・家族を守っていこうとしているのか、お伝えしたいと思います。

目次

第一章

出生前診断とは？

第一章　出生前診断とは？

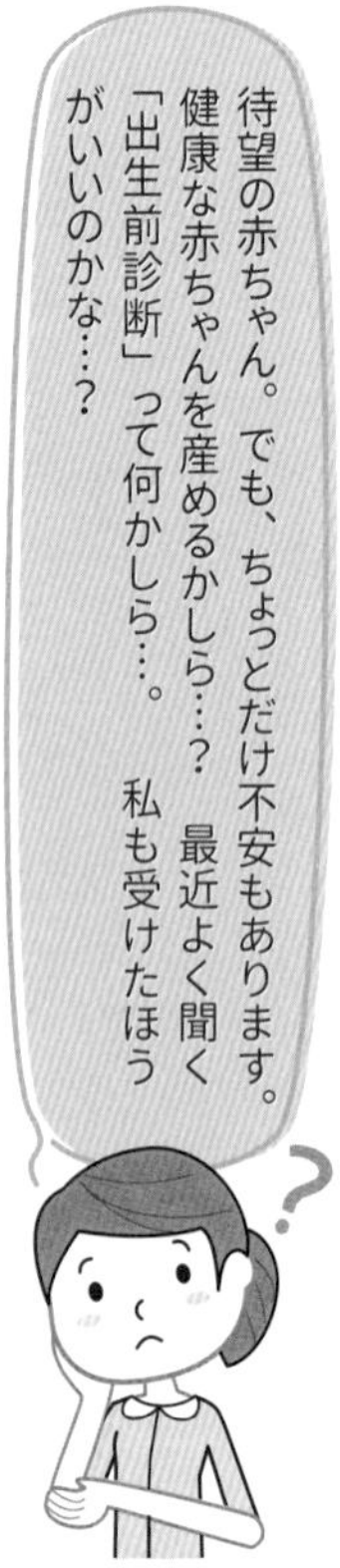
待望の赤ちゃん。でも、ちょっとだけ不安もあります。
健康な赤ちゃんを産めるかしら…？　最近よく聞く
「出生前診断」って何かしら…。　私も受けたほう
がいいのかな…？

安全な妊娠・出産のための評価

出生前診断（しゅっしょうまえしんだん、しゅっせいぜんしんだん）は、安全な妊娠・出産のために、さまざまな情報をあらかじめ全体として評価しておくことです。検査するのは、お母さんと赤ちゃんの状態、へその緒（臍帯：さいたい）や胎盤、羊水などで、具体的には、次のようなことについて評価します。

①胎児の異常として、先天性疾患（奇形）や発育不全
②胎盤の異常として、位置異常（前置胎盤）など
③臍帯の異常として、臍帯巻絡など
④羊水異常として、羊水過多・羊水過少

①の胎児異常については、先天性の疾患があるかどうか、あるいは発育の悪い赤ちゃんでは出産に向けてトラブルが起きやすいので、構造異常の有無や発育の程度をみていきます。②では、時に子宮の出口を塞ぐような位置に胎盤が付いている場合があり、経膣分娩をしようとすると、大量出血を起こして母子ともに命を失う危険性があります。そのため、胎盤の位置異常をあらかじめ確認しておきます。③の臍帯は、母体と赤ちゃんとの間で栄養や老廃物のやりとりをする管です。赤ちゃんに絡まってしまうことがあり、通常は問題なく出産に至りますが、まれに赤ちゃんの容

態に影響する場合もあるため状態を確認します。④の羊水は、多すぎても少なすぎても赤ちゃんやお母さんに問題が起こる可能性があるため、確認をしていきます。

実際の検査方法は、ほとんどは超音波検査です。超音波は１９８０年代から急速に拡がってきました。現在、産婦人科の領域ではこの超音波の検査なくしては何もはじまらない、それほど重要な検査になっています。

また出生前診断では、赤ちゃんの染色体、あるいは遺伝子に異常があるかどうかを生まれる前にチェック（スクリーニング）して、心配の程度が高ければさらなる検査・診断を行う場合もあります。詳しくは第三章で説明します。

妊娠から出産まで

出産予定日がどのように決まるか、ご存じでしょうか。最近では赤ちゃんの超音波画像から予測することも可能ですが、基本的には、最後の月経開始日を1日目とし、14日目に排卵して妊娠したと仮定して計算していきます。２８０日目、つまり40週0日目を分娩の予定日としているのです。

しかし、実際には90％以上の赤ちゃんが予定日より早く生まれます。予定日よりもかなり早い、37週未満で生まれる赤ちゃんが6％ほどで、この出産を「早産」とよびます。早産では低体重になりやすく、発達障害のリスクが高くなります。また、先天異常のある赤ちゃんは早産に至る傾向が強いということも知られています。「流産」は、赤ちゃんがお腹の外に出てきても育つことができない時期といわれている妊娠21週6日前に妊娠が終わることを指しています。

妊娠から出産までのあいだに、お母さんや赤ちゃんについてたくさんのことが調べられます。妊娠反応が出て最初に来院したときにまず調べるのは、異所性妊娠・流産の有無です。ちゃんと子宮の中に妊娠しているのか、流産はしていないかということです。同時に、子宮・卵巣に生まれつきの異常や腫瘍がないかも調べます。これらが確認できたあと、赤ちゃんの大きさから予定日を決めます。それから次第に、赤ちゃん自身や、へその緒、胎盤に異常がないかをみていきます。そして最終的には赤ちゃんの発育に問題がないか、羊水の量は大丈夫か、臓器もきちんと働いているかなど、10カ月まで経過をみます。

コラム　妊産婦の死亡は大きく減少している

日本での妊産婦の死亡は、年代を追うごとに著しく減ってきています。1950年ごろの日本では年間約4000人が亡くなっていましたが、1980年代以降はその数が大幅に減り、2015年には39人と、60年前の100分の1近くに激減しています（図1）。いまだに各県に1人ほどの割合で亡くなってしまう人もいるのは残念なことですが、世界と比較すると、かなり少ない人数です（図2）。これは、先述のように、超音波検査などで妊産婦の状態がきちんと評価できるようになったこと、出産場所が自宅から病院へと移ってきたこと、そして帝王切開が安全に行えるようになったことなどが深く関わっています。

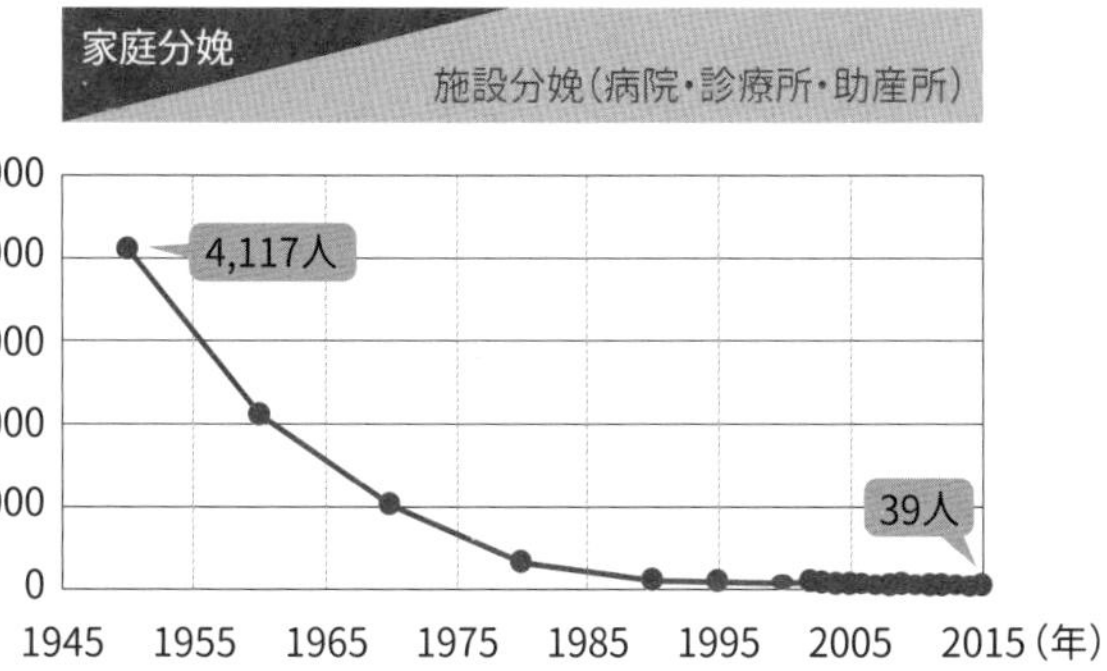

図１　わが国の妊産婦死亡の年次推移

（母子衛生研究会．母子保健の主なる統計．2016, 母子保健事業団．より作図）

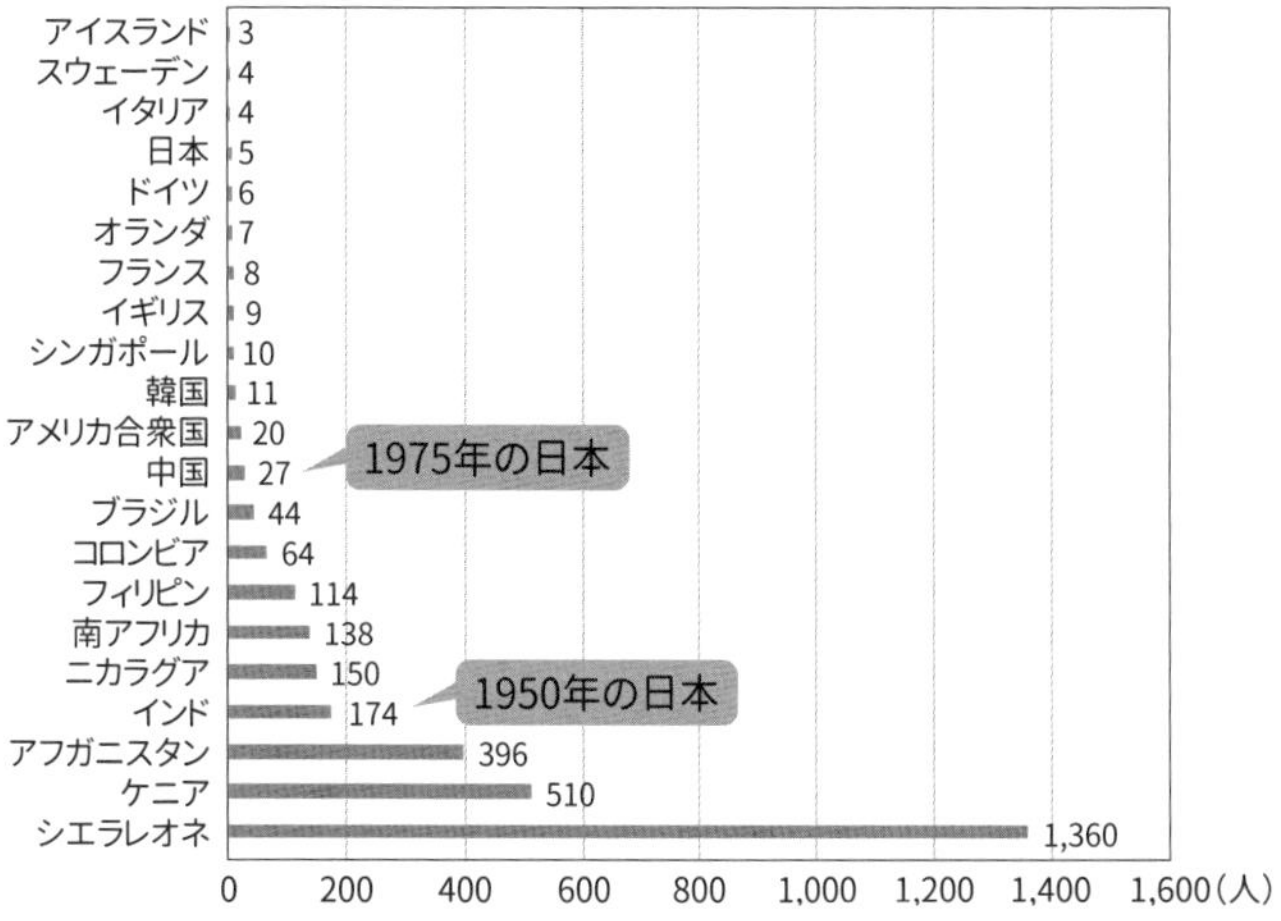

図２　2015年の妊産婦死亡率（10万人あたり）

（世界保健機関．世界保健統計 2018. より引用）

コラム　日本では1852年に初めて帝王切開が行われた

帝王切開の「帝王」とは誰をさすのでしょうか？　ローマ帝国の時代にガイウス・ユリウス・カエサル（ジュリアス・シーザー）が帝王切開で生まれてきたという言い伝えがあり、これにちなんで英語のCaesarean sectionを帝王切開と訳したという説があります。しかし、シーザーの時代は紀元前ですから、帝王切開をして命が助かったとは思えないので、真偽のほどはわかりません。

文献として残っている帝王切開は16世紀以降のものです。そのころの帝王切開は、赤ちゃんが亡くなった場合に行われていたものでした。赤ちゃんが亡くなってしまうと普通は自然に出てくるのですが、亡くなったあとも子宮の中にとどまっていることがあります。そのままでは最終的にはお母さんも亡くなってしまうため、それを防ぐ目的で帝王切開を行ったというのがそもそもの始まりです。しかし多くの場合は、お母さんも術中・術後に感染症が原因で死亡していました。

第二次世界大戦後くらいから抗生物質が開発されてきました。また、麻酔や消毒の方法が進歩し、いわゆる産後の熱（産褥熱）も減り、帝王切開もだんだん安全に行えるようになってきました。いまのような、赤ちゃんを救うための帝王切開が行われるようになったのはごく最近、ここ20〜30年のことです。

日本では、幕末期の１８５２年に現在の埼玉県飯能市で伊古田純道と岡部均平が行ったのが、初めての帝王切開だといわれています。赤ちゃんが横を向いたまま腕だけ出てきました。この様な状況では赤ちゃんは生まれず、結局は赤ちゃんばかりでなくお母さんも

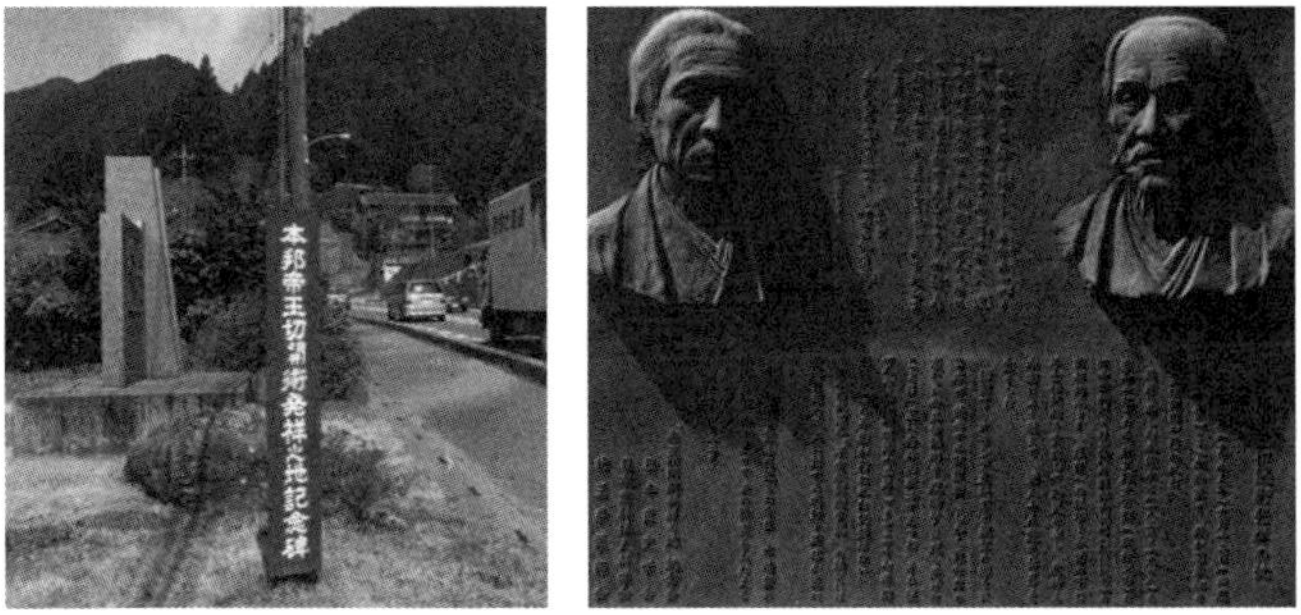

日本での帝王切開発祥の記念碑（埼玉県飯能市）

感染のため亡くなってしまいます。お母さんの命を助けるために無麻酔で帝王切開を行い、子宮内ですでに亡くなっていた赤ちゃんを取り出して妊娠を終了させました。この際は切開をした子宮は縫合することなくお腹の傷だけを縫ったそうですが、幸いお母さんは助かり、その後出産をされたそうです。現在、自宅跡地の付近には記念碑が建てられています（写真）。

先天性疾患をもって生まれる赤ちゃんはどれくらい？

先天性疾患をもって生まれる赤ちゃんは、統計的には3～5％といわれています。およそ25人に1人には、何らかの異常がみられるということになります。専門家でないと見た目にはわからないような異常もあります。先天性疾患の原因は、①染色体の異常、②ある特定の遺伝子の変異、③薬剤・ウイルス・放射線などの催奇形因子（胎児に奇形を起こさせるもの）や環境、そして④原因が特定できない多因子遺伝、の4つに大きく分けられます（図3）。
産婦人科の外来でよく耳にする質問には次のようなものがあります。

①自分の年齢が高いので心配です。大丈夫でしょうか？
②上の子が病気ですが、同じ病気を持っていないか心配です。
③レントゲンの検査を受けてしまいましたが、大丈夫でしょうか？
④お薬を飲んでも大丈夫ですか？
⑤虫歯の治療をしても大丈夫ですか？
⑥とにかく心配で、心配で…

基本的に③〜⑥の質問に関してはそれほど心配はいりません。ただ、④は、お腹の赤ちゃんが、お腹の外の環境に非常に敏感な時期があるので、その時期に特定の検査や薬を飲んでいると、ときに重い障害が起きることもあるので、できるだけ事前に相談をするのがよいでしょう。⑥については、妊娠中ずっと心配をしているとかえってトラブルが多くなりがちです。例えば、赤ちゃんが大きくなりづらくなったり、早産しやすくなったり、血圧も上がりやすくなります。また、不安の大きいお母さんから生まれてきた赤ちゃんは、学習障害のリスクが増えることも少しずつわかってきました。ですから、ゆったりと大らかな気持ちで出産を迎えられるよう心がけましょう。どんなことでも医療スタッ

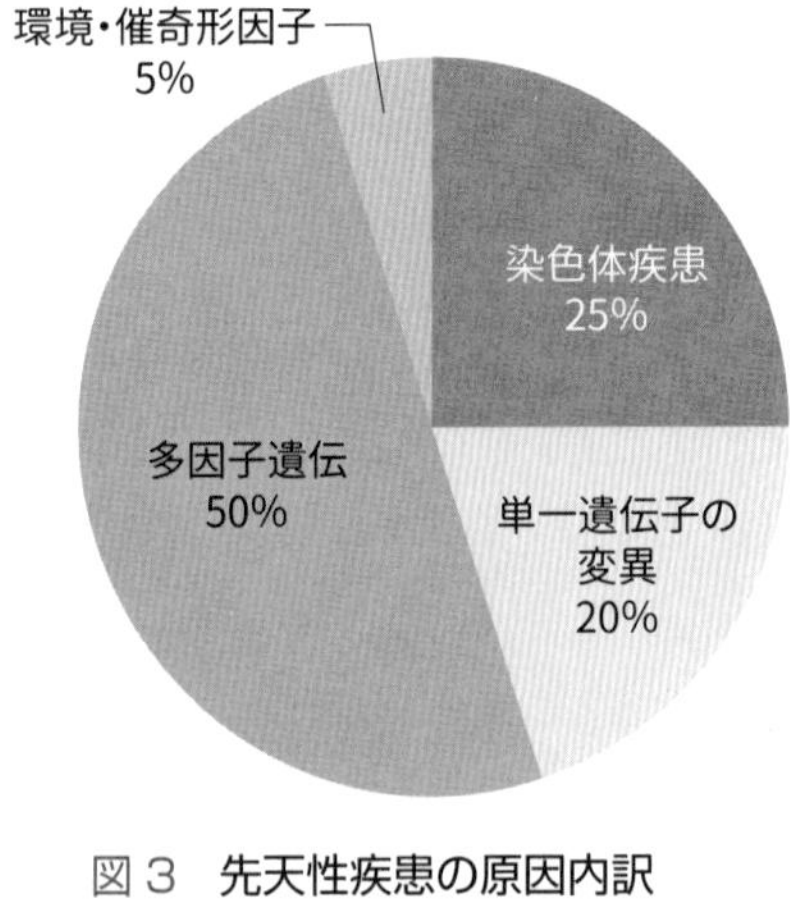

図３　先天性疾患の原因内訳

(Nussbaum RL , McInnes RR, Willard HF; Thompson & Thompson Genetics in Medicine. 2015, Elsevier より引用)

フに相談してください。そうできれば、不安も和らぐでしょう。
①、②に関しては、それほど大きな心配はなさそうだなと思われる場合もありますが、詳しいことは検査をしないかぎりわかりません。

出生前診断は受けたほうがいい？

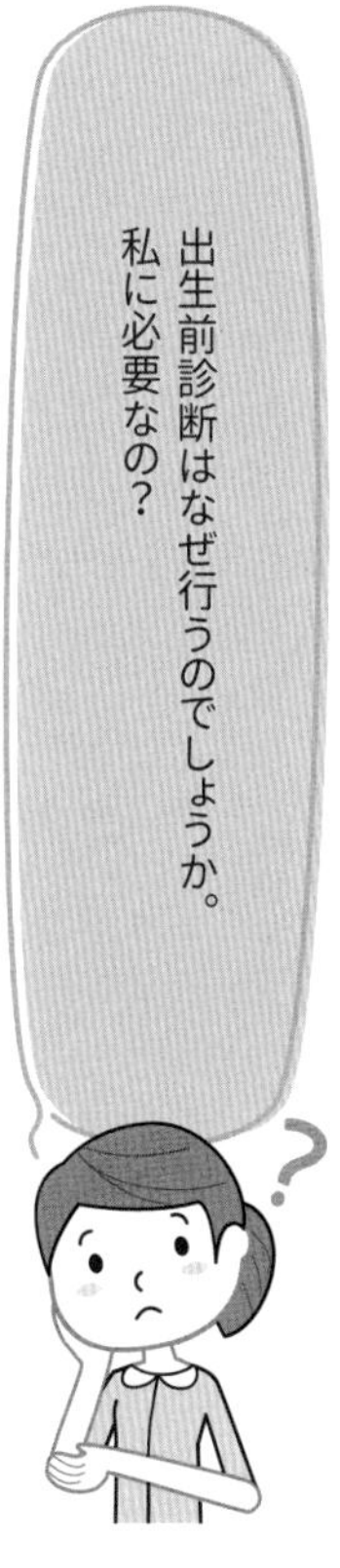
出生前診断はなぜ行うのでしょうか。
私に必要なの？

なぜ出生前診断（検査）を行うのか、そもそも必要なのかどうか、その答えはお母さん、お父さんの考え方ひとつといえます。
しかし、産婦人科医にとって必要だと思うこともあります。もしも異常があった場合、それから出産までのあいだにこの赤ちゃんをどのように管理していけばよ

いのか、最適な方法を検討することができます。早く産んでもらうほうがよい場合もありますし、帝王切開を選ぶほうが安全なときもあります。検査を行うことによって、適切な出産の時期や方法についても考えることができるようになります。また、検査によって生まれた後に治療が必要であることがわかれば、出生直後からただちに治療を開始することができます。一方、生まれる前に異常があるかどうかわからず、生まれて症状が強く出てから慌てて専門の先生にみてもらっても遅いという病気もあります。

このように、赤ちゃんに障害があるかどうかを事前に知ることによって、障害をなくしたり、あるいは障害を軽くしてあげることにつながりますので、そうした意味での出生前診断はとても大切です（表1）。ただ、残念なことにすべての産婦人科医が対応できるというわけではありません。日本には約1万人の産婦人科医がいますが、トレーニングを積み資格をもつ医師でなければ検査はできません。また出生前診断は、遺伝専門医や遺伝カウンセラーなどとのチーム医療で成し遂げられるものですので、そのような医師とシステムが整っている病院でないと行えません。どのような病院で受けられるかについては、自分が受診している病院に相談するのがよいでしょう。

出生前診断の対象になる疾患とは？

出生前診断の対象になる疾患には、出生後にまったく生存が期待できない病気もあります。例えば、おでこから上の部分、脳も頭の骨もない無脳児です。お腹の中では生きていますが、通常は生まれた途端に亡くなります。また、お腹の中にいるあいだに治療をすれば生まれた後の状態がよくなる疾患には、生まれつき胸に水がたまっている先天性胸水や、不整脈があります。このような赤ちゃんには、お腹の中にい

●表１　出生前診断によってできるようになること

① 胎児の現在の状態（異常の有無と程度）を理解できる
② 分娩までの最適な管理方法を考えることができる
③ 最適な出産の時期や方法を考えることができる
④ 新生児の治療を出生直後から開始できる

るときから治療を開始します。

頭に水がたまってくる先天性水頭症の中には計画的な分娩が望ましい場合があります。水がたまってくると脳が圧迫されますが、治療はお腹から出てからでないと感染を起こすおそれがありますので、出産時期はとても大切になります。

帝王切開を行ったほうがより安全な疾患は、背骨の一部が未完成で背中から神経が露出している二分脊椎です。経膣分娩では感染を起こしてしまい非常に重症になるため、感染を起こさないように無菌状態で赤ちゃんをお腹から出し、外科的な処置を行う必要があります。また、横隔膜ヘルニアや一部の心奇形などのお子さんは呼吸障害を起こしたり、チアノーゼで顔色が真っ黒になることがありますので、出生直後から救急の処置が必要になります。

口唇口蓋裂や耳、手足の欠損など体表の異常の場合、事前に何の情報もない状態では、お母さんやお父さんはショックを受けてしまいかねません。口唇裂や口蓋裂の可能性があれば、お腹の中にいるあいだに、専門である形成外科の医師から話を聞くことができます。ゆっくり時間をかけて治療をすればかなりきれいになり、障害は残らないということがわかれば、お母さんやお父さんの心配も少しは和らぐのではないでしょうか。これは出生前診断の大きなメリットといえます。

胎児に異常があったときの両親の心理

次に、赤ちゃんの異常を指摘された場合のお母さんやお父さんさんの心理について考えてみましょう。それには、①ショック、②否認、③悲しみと怒り、④適応、⑤再起の5段階があるといわれています（図4）。最初はショックを受け、そして否認の段階に入ります。「そんなはずがない、自分たちの子にかぎってありえない」という、現実として認めたくない気持ちです。それでも認めざるを得なくなると、今度はがっかりしたり、なぜこんなことが起きたんだという怒りの感情が生まれます。それでも時間をかけて受け入れることができてくると、最後は「がんばろう」という気持ちになるのです。ですから、異常があればできるだけ早くみつけて、赤ちゃんが生まれてくれるときに、お母さんたちには⑤の状態にはなっていいてほしいと思っています。

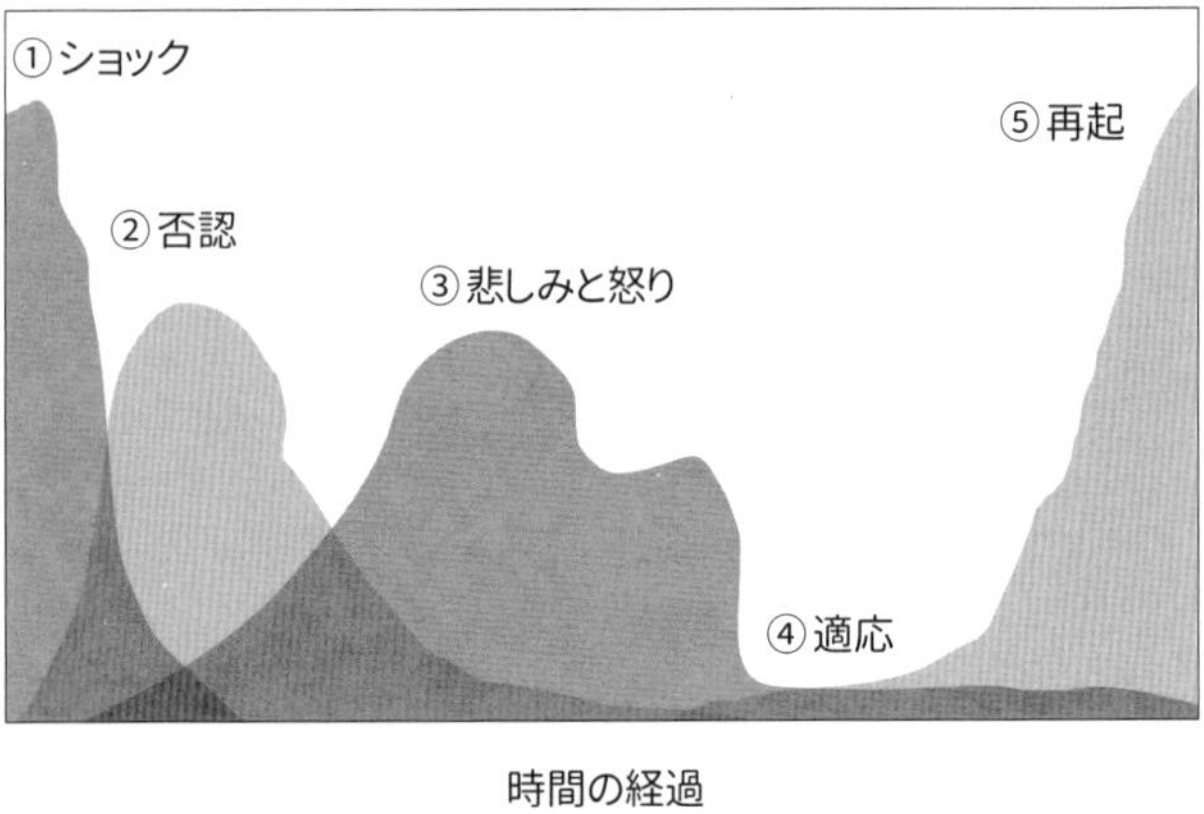

図４　胎児異常に対する親の心理
(Drotar D, et al. Pediatrics. 1975; 56: 710-7. より引用)

第二章

染色体ってなに？

第二章　染色体ってなに？

日本人に多い先天性疾患

日本人に多い先天性疾患の中で最も多いのは、心臓の壁に穴が空いている「心室中隔欠損」です。次に唇やあごなどに裂け目のある「口唇口蓋裂」や「水頭症」などがあります。このほかに、染色体の数の異常としては、ダウン症（ダウン症候群）が多いことが知られています。

では、遺伝子や染色体に異常があるというのは、どういうことなのでしょうか？　そもそも、遺伝子や染色体はどのようなものでしょうか？

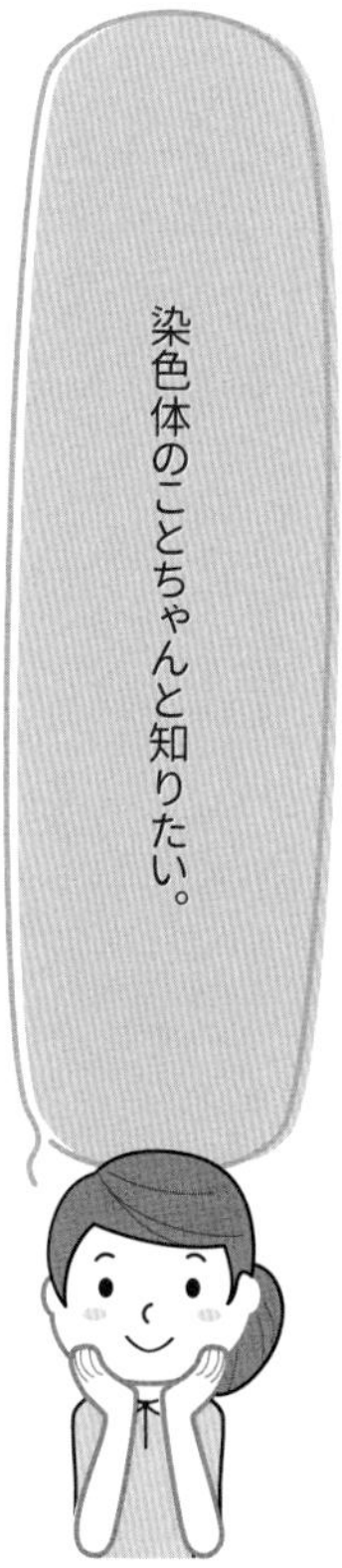

遺伝子、DNA、染色体の関係

私たちの体はたくさんのさまざまなタンパク質から作られていて、さらに日々入れ替わっています。生きていくためには、いつ、どんなタンパク質を、どれくらい作るかという情報が必要ですが、この情報のことを「遺伝子」といいます。遺伝子の情報にしたがって体が作られますので、遺伝子は〝生命の設計図〟ともいわれます。

この設計図は、親から子へと受け渡されていきます。カエルはカエルから生まれ、ヒトはヒトから生まれるように、ある種類の生き物からほかの生き物が生まれないのはそのためです。こうした親から子へ情報が伝わることを「遺伝」といいます。

遺伝子の本体は「ＤＮＡ」という物質で、遺伝情報はＤＮＡに記録されています。このＤＮＡは、私たちの細胞ひとつひとつに存在し

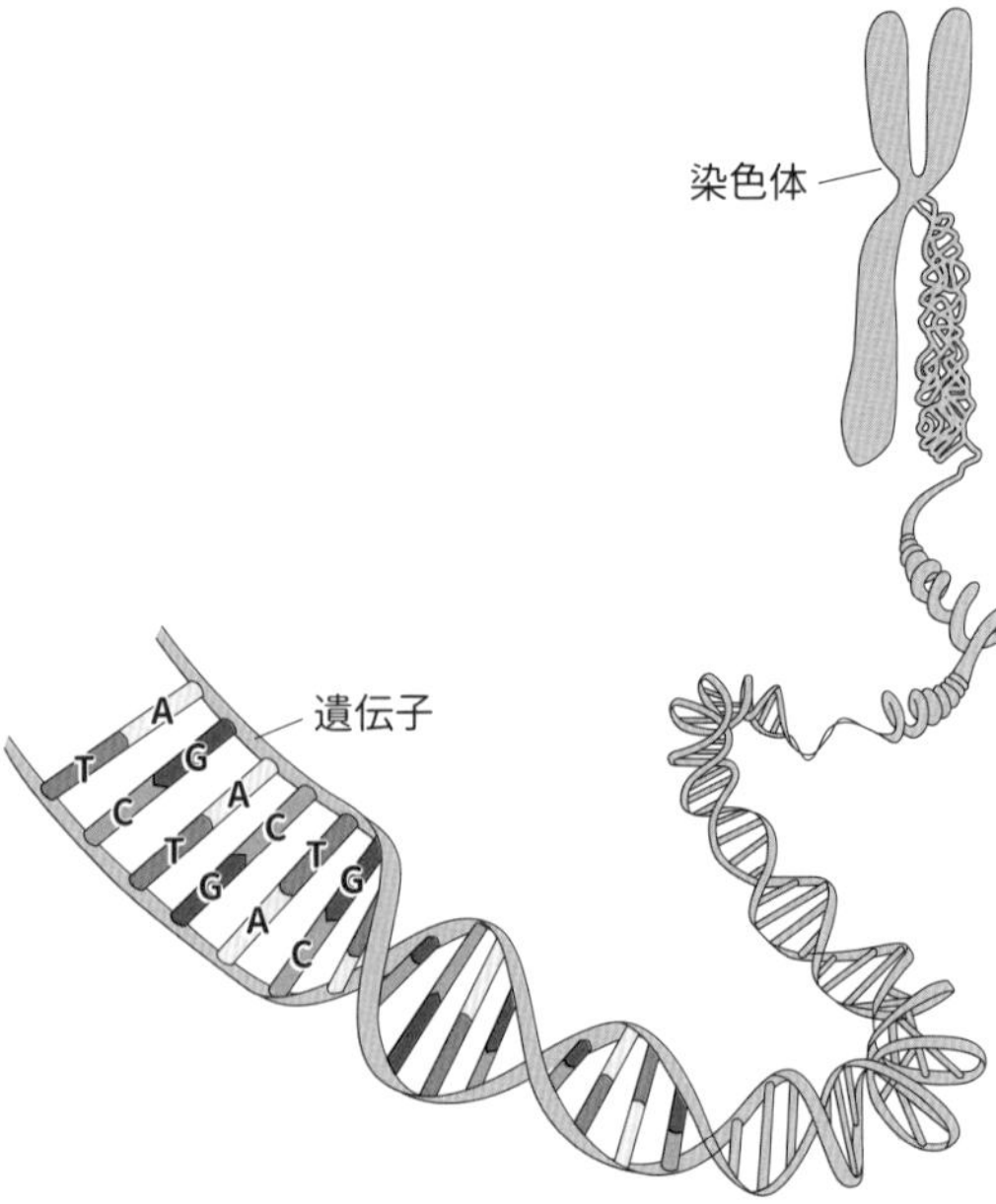

図５　染色体と遺伝子

ていて、細胞の中の核とよばれる部分に納められています。ＤＮＡそのものは2メートルもの長さのヒモ状に連なったものですが、そのままでは細胞に収まりません。この問題を解決するのが「染色体」です。細胞の中ではＤＮＡはタンパク質に巻き付いて、ぎゅっと圧縮された形にまとまっています。このＤＮＡとタンパク質が合わさったものが、染色体です（図5）。

出生前診断を受けるときには、こうした遺伝・遺伝子、ＤＮＡ、染色体の違いを理解しておくと役立ちます。

いろいろなキャラクターの子どもが生まれてくる理由

1つの細胞に含まれるＤＮＡは2メートルほどの長さですが、すべて1本につながっているのではなく、いくつかの染色体に分かれています。その数は生物の種類によって異なり、ヒトの染色体は46本です（図6）。チンパンジーは48本、ネズミは40本、基本的には偶数です。

46本のうち44本は男女で共通の常（じょう）染色体といいます。22本を1セットとして、父親と母親から1セットずつ受け継ぎます。1番目の2本のうちどちらか1本、2番目の2本のうちどちらか1本、というようにどちらか1本をもらいます。この22本は、含まれる遺伝子の数や大きさも少しずつ異なっています。大きいほうから順に、1番から22番までの番号が付けられています。残りの2本は性染色体とよばれ、女性はX染色体を2本、男性はX染色体とY染色体を1本ずつもっています。性染色体のうち、お母さんからは必ずX染色体をもらうので、お父さんからX染色体をもらった子は女の子に、Y染色体をもらった子は男の子になります。

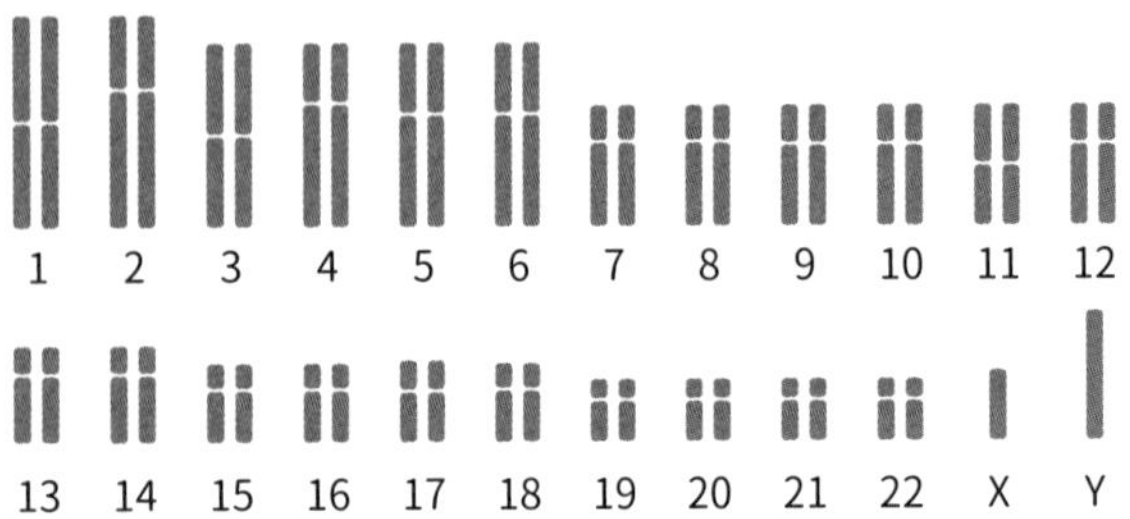

図6　ヒトの46本の染色体

偶然による、多数の組み合わせがあり、その組み合わせがパートナー側にもありますから、兄弟姉妹でも生まれてくる子どもさんたちには非常に多くのバリエーション、すなわち個性が生まれることになるのです。

染色体異常があるって、どういうこと？

生殖細胞では染色体が半分に

妊娠するときには、卵子と精子が1つずつ受精して受精卵になります。ヒトの体細胞の核には、先に述べたように46本の染色体がありますが、卵子や精子（生殖細胞）の染色体は23本ずつです。もしも卵子と精子の染色体が体細胞と同じように46本ずつあったとしたら、受精卵の染色体は92本になってしまいますので、生殖細胞の染色体は減数分裂という特別な方法で半分になります。染色体を23本にしておいてから受精することで、受精卵はほかの細胞と同じ46本の染色体をもつようになるのです（図7）。

先天性疾患の4分の1は、染色体異常によるものです。では、受精卵の染色体に異常があるというのは、どのようなことなのでしょうか。

構造の異常

染色体の異常には、構造の異常と数の異常があります。このうち構造の異常は、染色体の一部分の配列(順番)が逆さまになっていたり、染色体同士の一部分がほかの染色体と入れ替わる、あるいは染色体の一部が欠けていたり、余分に加わって

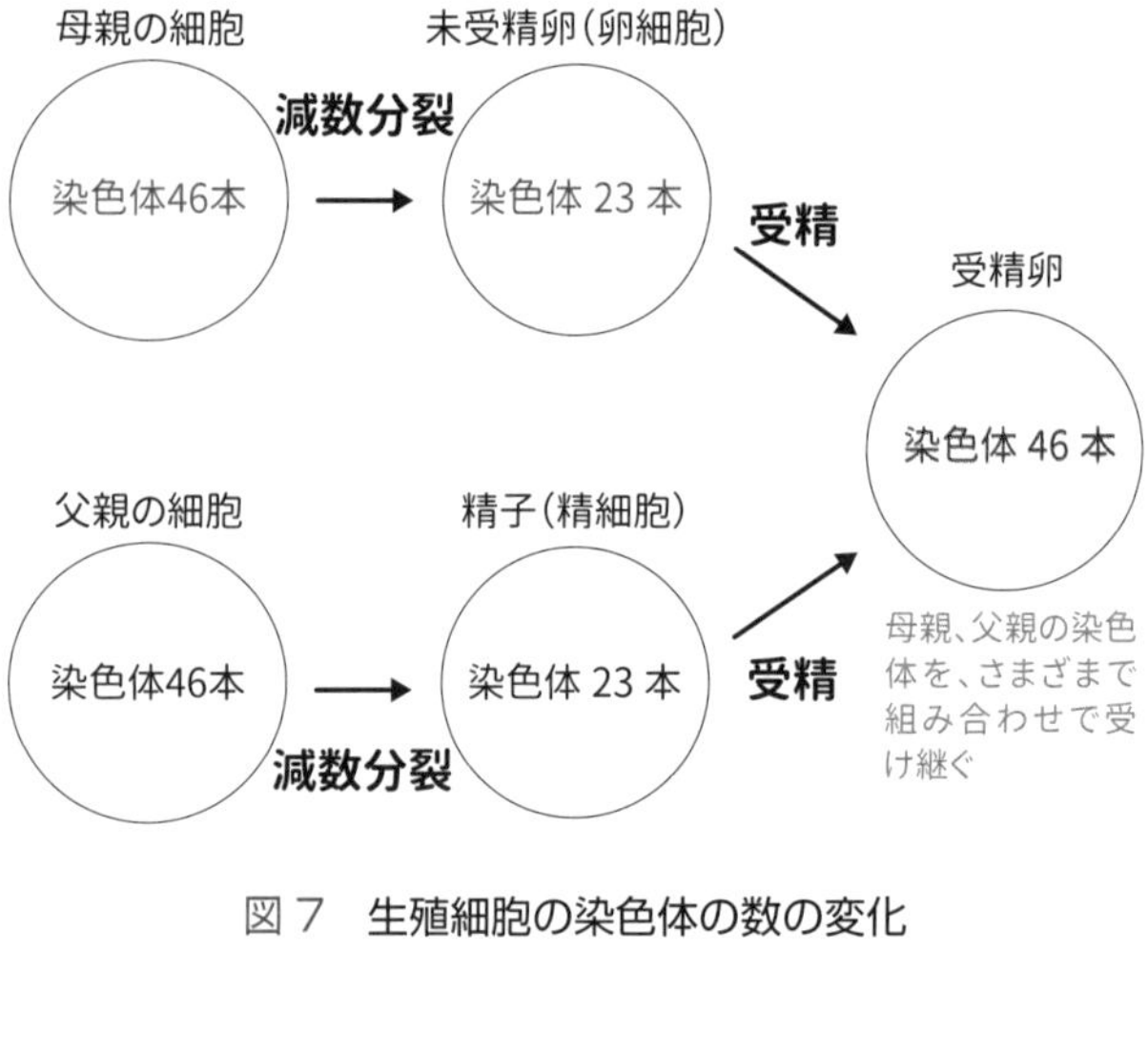

図7　生殖細胞の染色体の数の変化

いるといったといったものです。こうした異常があると流産になってしまうことが多く、生まれてきてもさまざまな疾患や障害をもつことがほとんどです。

数の異常

数の異常のほうも、大きな問題であれば流産してしまうのですが、異常を抱えたままでも出産にたどり着けるケースもあります。その場合、異常が病気や障害として現れることが少なくありません。

数の異常について、少し詳しく説明します。卵子や精子といった生殖細胞の染色体は、先ほど説明したように、あらかじめ半分になっています。本来はちょうど半分の23本ずつに分かれるはずなのですが、何らかの原因でうまく等分できないと、受精卵の片方の染色体の数は多くなり、もう片方の染色体は少なくなります。染色体には〝生命の設計図〟である遺伝子が含まれていますので、数がアンバランスになると赤ちゃんがうまく育たないこともあり、それが流産や先天異常につながります。

図８で、もう少し詳しくみていきましょう。卵子のもととなる細胞（卵母細胞）の染色体は、２回の減数分裂によって23本になります（図８右上・正しい分離）。同じく23本の染色体をもった精子と受精すると、受精卵の染色体は46本となります（図８右下・正常受精卵）。

ところが染色体の分裂がうまくいかずに数が偏ると（図８左上・染色体不分離）、たとえば22本の染色体をもつ卵子と24本の染色体をもつ卵子ができます。こうした卵子が、23本の染色

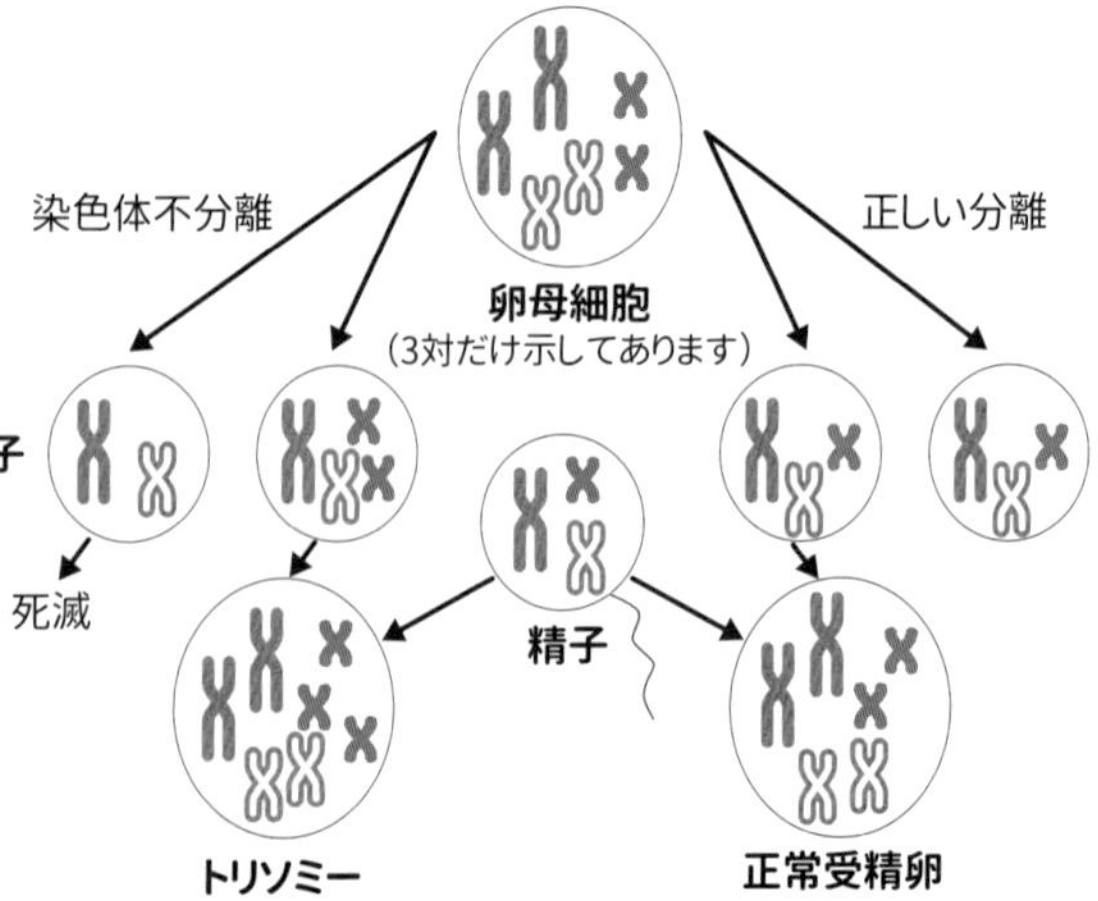

図８　染色体に「数の異常」が起こる仕組み

体をもった精子と受精すると、1つは45本、もう1つは47本の染色体をもつ受精卵となり、染色体異常となります（図8左下・トリソミー）。

受精卵の3割に染色体異常がある

染色体の異常は、実は意外なほど頻繁に起こっています。受精前の卵子と精子の時点で10～20%、受精卵になってからは30%、そして胎生3日目の胎児では半分に異常があるといわれています。月経に紛れて気づかないことが多いのですが、染色体に異常のある受精卵はほとんどが流産となりま

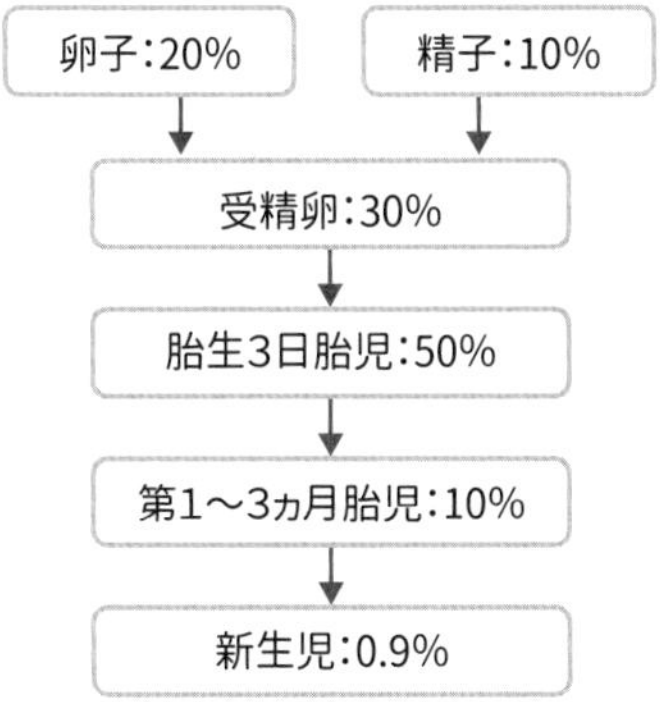

図９　出生前の染色体異常の頻度

（Gardner RJ, Sutherland GR, Shaffer LG: Chromosome Abnormalities and Genetic Co Shaffer LG: Chromosome Abnormalities and Genetic Counseling. 2011, Oxford: Oxford University Press. より引用）

す。その後はだんだんと減っていき、妊娠1～3カ月目には10％になります。3カ月を超えれば、染色体異常による流産を免れたことになり、最終的には新生児の0・9％に先天性疾患が残ることになります（図9）。

ダウン症は染色体の数の異常

代表的な染色体異常は、13番、18番、21番の染色体が、2本でなく3本（トリオ）になる「トリソミー」という染色体の数の異常です。このうち最も多いのは21トリソミー、いわゆる「ダウン症（ダウン症候群）」です（表2）。それから、性染色体の異常として、Xが1本しかないターナー症候群という女の子に起こる異常や、逆にXを1つ余分にもってXXYで生まれるクラインフェルター症候群という男の子での異常があります。

染色体が1本の「モノソミー」や、13番、18番、21番以外の染色体トリソミーでは、受精卵がうまく育たず、ほとんどが早い時期に流産してしまいます。残念ながら治療することはできません。

染色体に異常のある赤ちゃんのうち、生まれてくるのはごくわずかです。よく氷山に例えられるのですが、氷山のうち海面上にみえているのはほんの一部分で、水面下に氷山の大部分はあります。同様に、染色体異常がある場合は、ほとんどはどこかの段階で流産しているのです（図10）。初期の時点で出血があって流産しそうだといわれた場合は、治療方法はなく、経過をみるしかありません。

●表２　出生時の代表的な染色体異常

代表的な染色体異常	頻度
21トリソミー（ダウン症候群）	**53**%
18トリソミー	**13**%
13トリソミー	**5**%
性染色体数的異常	**12**%
その他の染色体異常	**17**%

（Gardner RJ, Sutherland GR, Shaffer LG: Chromosome Abnormalities and Genetic Co Shaffer LG: Chromosome Abnormalities and Genetic Counseling. 2011,Oxford: Oxford University Press. より引用）

21トリソミー（ダウン症候群）

代表的な染色体異常で、染色体異常の約半分を占めます。丸くて平坦な顔という見た目の特徴があったり、身長の低さや発育の遅れなどが現れます。それとともに、心臓病や消化器疾患、難聴など

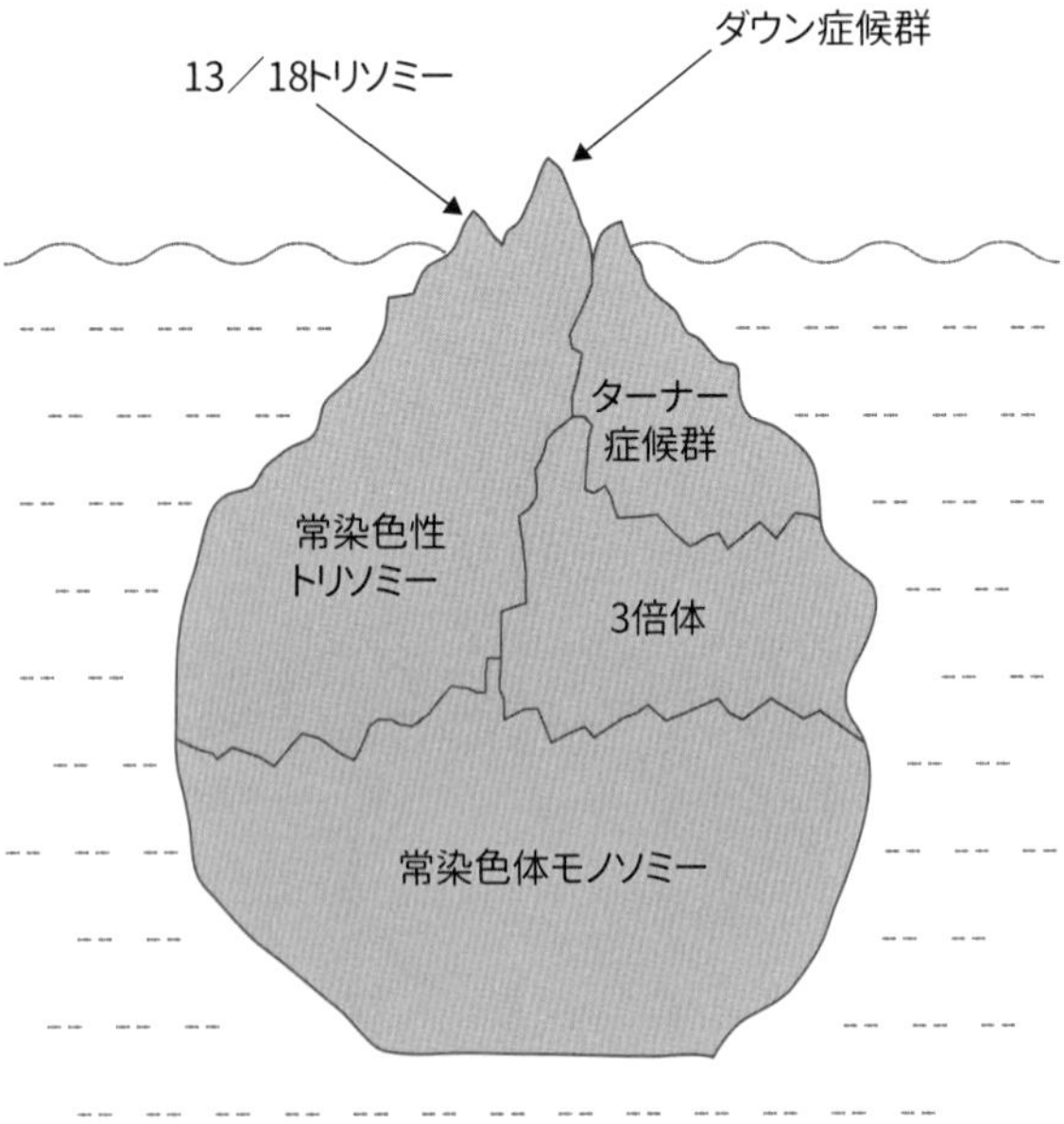

図 10　出生前の染色体異常

(Gardner RJ, Sutherland GR, Shaffer LG: Chromosome Abnormalities and Genetic Co Shaffer LG: Chromosome Abnormalities and Genetic Counseling. 2011, Oxford: Oxford University Press. より引用)

のさまざまな合併症や奇形、知能障害がみられることもあります。以前は成人まで達するのは難しいことも多かったのですが、医療の発達や小さい頃からの適切なケアにより、いまでは平均寿命が50歳ほどに大きく伸び、70歳代まで長生きすることもできるようになりました。日本で生まれてくる赤ちゃんの500人に1人の割合でみられます。

18トリソミー（エドワーズ症候群）

18番染色体のトリソミーは「エドワーズ症候群」ともいいます。妊娠中に流産になることも多く、染色体異常の10％超にあたります。お腹の中にいるころから成長が遅く、筋肉や脂肪があまり発達しません。手指をはじめ、肺、消化管などに奇形があることが多く、知的障害もみられます。1歳まで生き延びられるのは20％未満で、その場合も重度の発達遅滞と障害が現れることがほとんどです。4000～5000人に1人ほどの子どもさんにみられます。

13トリソミー（パトウ症候群）

染色体異常の5％は13トリソミーの「パトウ症候群」です。流産となることが少なくありません。口唇口蓋裂や小眼球症など顔の奇形が多くみられ、8割以上に重度の心臓病が合併します。病状が重いため、エドワーズ症候群と同じく、長く生きることは難しい病気です。約1万人に1人の割合とされています。

21、18、13番のトリソミーだけが生まれてくる不思議

染色体に異常があると胎児は育たず、ほとんどの場合流産してしまいますが、21番、18番、13番の3種類の染色体だけは、染色体が3本（トリソミー）でも生まれてくる可能性があります。なぜそうなのかは長らく謎でしたが、次第に明らかになってきました。

染色体は、最も長いものを1番と名付け、2番、3番となるにしたがって短くなっていき、21番、22番あたりがいちばん短くなります。しかし、そもそも染色体の長さとその中に含まれている遺伝子の情報量とは必ずしも一致しません。情報の

量がいちばん少ない染色体は21番で、次に18番、13番なのです。ですから、遺伝子の情報が少なければ少ないほど、たとえ3本に増えても赤ちゃんが育つのに影響が小さく、生まれてくる可能性が高いということが最近わかってきました。

性染色体の異常

性染色体に異常があるケースもあります。「ターナー症候群」は、女性にみられる性染色体の異常です。女性では本来X染色体が2本ありますが、ターナー症候群の人には1本しかありません。人によってさまざまな特徴が現れますが、低身長、首まわりの皮膚のたるみ（翼状頸）、心臓病などが代表的なものです。女性ホルモンの分泌がないために、無月経や不妊症、骨粗鬆症になりやすいことは知られていますが、知的障害を生じることはまれです。

男性の性染色体異常でよくみられるのは、「クラインフェルター症候群」です。X染色体が1本多くなってしまうことが原因といわれています。手足が長かったり、無精子症による不妊症などの症状がみられますが、男性ホルモンを定期的に注射することで、問題なく社会生活を送ることができます。

お母さんの年齢と染色体異常の関係

染色体異常の原因はさまざまですが、お母さんの年齢が高くなるにしたがって、発症する頻度が急速に増えていきます（図11）。お母さんの年齢が高くなると、なぜ子どもさんの生まれつきの染色体異常が増えるのでしょうか。

女のお子さんは、一生排卵する分の卵を卵巣の中にもった状態で生まれてきます。10年ほど経ってから初潮を迎え、初めて排卵します。先に述べたように、排卵の過程で、染色体は半分に分かれて23本になります。卵はこの半分に分かれる直前の状態で、長期間、排卵まで待つことになります。つまり、排卵した卵は、その人の年齢と同じだけ年を重ねているということなのです。20歳で排卵した卵の年齢は20歳、30歳で排卵した卵の年齢は30歳なのです。年齢が上がってくるとうまく半分に分かれづらくなり、偏りが起きやすくなります。つまり、染色体が多かったり少なかったりということが起きやすくなるのです。そして、染色体の数に異常が起きた状態で排卵をしていき、その卵子に精子がたどり着くとそこで妊娠が成立します。

妊娠初期に流産をした子の約半数は染色体の異常をもっています。35歳超のお母さんの場合は、50人に1人の割合で妊娠5カ月目ぐらいで染

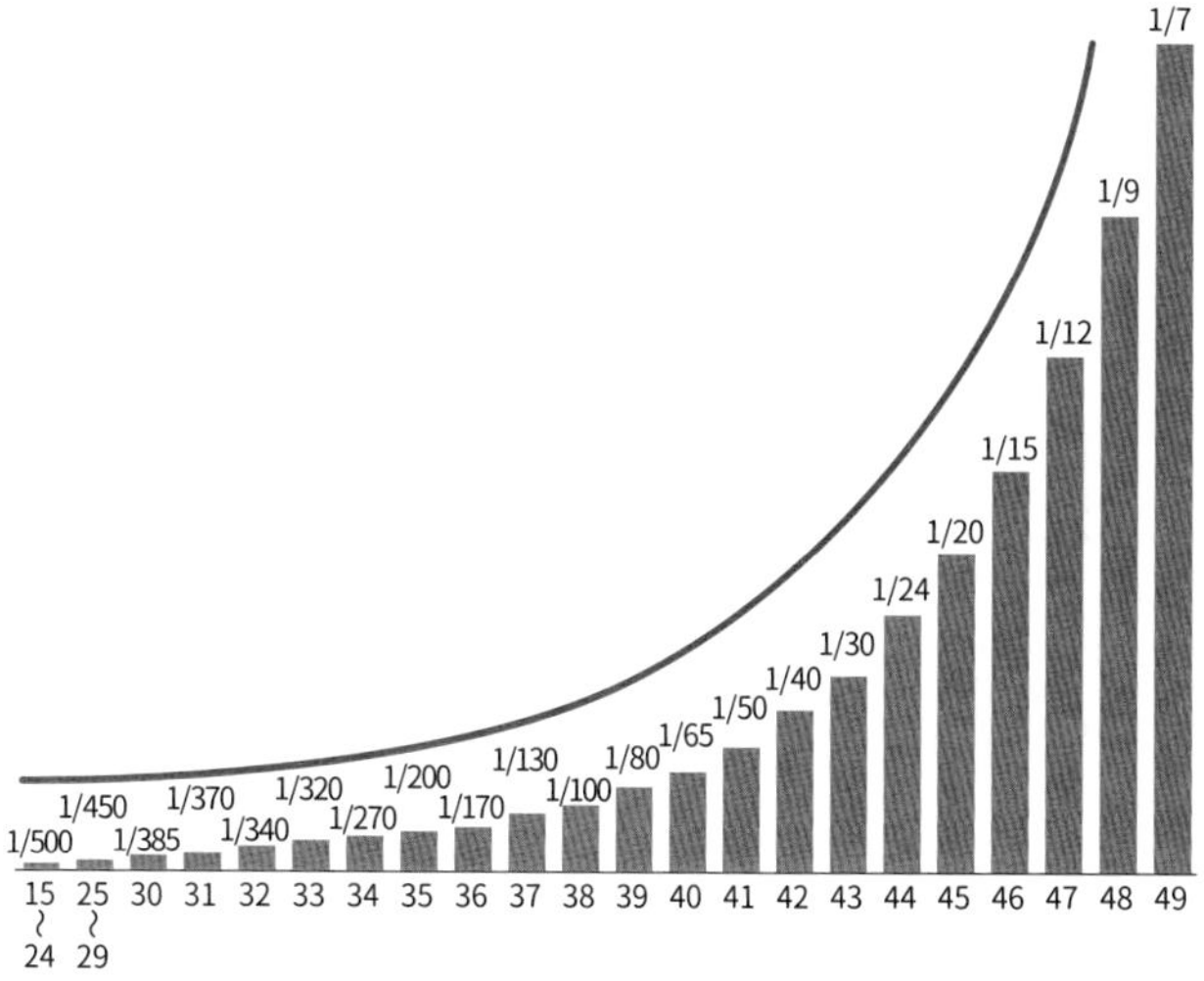

図 11　胎児の染色体異常と母体年齢

(Gardner RJ, Sutherland GR, Shaffer LG: Chromosome Abnormalities and Genetic Co Shaffer LG: Chromosome Abnormalities and Genetic Counseling. 2011, Oxford: Oxford University Press. より引用)

色体の異常があります。生まれてきた子全体では、約１６０人に1人で染色体異常があります。そのうちの6割がダウン症や18トリソミー、13トリソミーの子どもさんたちです。

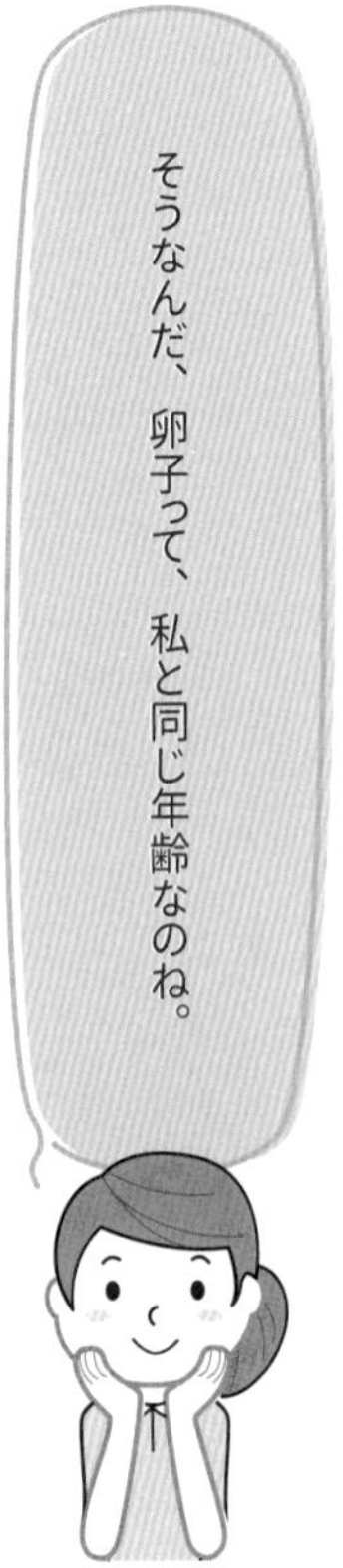

お父さんの年齢と遺伝子異常の関係

お父さんの年齢についてはどうでしょうか。以前はお父さんの年齢は影響しないといわれていましたが、現在ではさまざまなことがわかってきました。

父親の年齢も40歳を超えてくると、さきほどの染色体の異常ではなく、遺伝子の異常が増えてきます。つまり、卵子の場合は染色体の数や形に異常が起きやすくなるのに対し、精子では染色体の中の遺伝子に問題が起きやすくなるのです。精子は卵子とは異なり、70～80日で常に新しく作られ続けますが、年齢が高くなるとうまくコピーが作れず、遺伝子の異常が起きやすいのだろうとされています。具体的には、父親の年齢が高いほうが小人症や自閉症、統合失調症の子どもさんが多くなることがわかっています。

第三章

出生前診断でわかること

第三章　出生前診断でわかること

出生前診断で行われる検査

出生前診断の検査は、確率（リスク）の評価をするための「非確定的検査」と、胎児異常を診断するための「確定的検査」に分けられます。

前者には母体血清マーカー検査や非侵襲的母体血胎児染色体検査（ＮＩＰＴ）、胎児遺伝学的超音波検査があり、「あなたの場合は陽性です」、「陰性です」という結果が知らされます。陽性の場合には「心配の程度が高い」、陰性の場合には「心配の程度は極めて低い」ことを意味します。確率の問題であり、確定診断をするためのものではありません。これらは、お母さんやご家族に、次のステップである

「確定的検査」に進むかどうかを決めていただくための検査です。

確定的検査では、羊水検査、絨毛検査が行われます。羊水や絨毛細胞（胎盤の細胞）を採取して、染色体の数の異常、構造の異常、あるいは目的の遺伝子の異常の有無を診断します。1つの受精卵から一部は赤ちゃんになり、一部は胎盤になりますから、胎盤はもとは赤ちゃんと同じなのです。ですから胎盤の絨毛細胞に異常があれば、多くの場合、赤ちゃんにも異常があるだろうという仮定のもとで、診断を進めていきます。

広義の出生前診断、狭義の出生前診断

出生前診断は、検査方法によって「広義の出生前診断」と「狭義の出生前診断」に位置づけられています。胎児の状態を調べるものは、すべて広義の出生前診断に含まれます。

一方、狭義の出生前診断は、先述した非確定的検査の母体血清マーカー検査、

NIPT、胎児遺伝学的超音波検査、確定的検査の羊水検査と絨毛検査を指しています。これらの検査は、あくまでもお母さんやご家族のご希望がある場合に限定して行われます。また、妊婦健診で標準的に行われる超音波検査の段階で、染色体や遺伝子に異常があるかもしれないという場合、お話しせざるを得ないということもあります。しかし、基本的にはご本人たちが希望しない限り、医療者のほうから情報提供することはない、というのが大原則です。

非確定的検査

非確定的検査のうち、日本で受けられる検査は表3のとおりです。先ほど説明したとおり、この検査はあくまでも確率をチェックするための検査で、ご本人の希望がある場合にのみ行われます。

母体血清マーカー検査

母体血清マーカー検査は、お母さんの血液中の成分を調べて、胎児がダウン症候群、

18トリソミー、開放性神経管欠陥症である確率を明らかにする検査です。妊娠中期に行われ、AFP、hCG、uE3という3つの成分について調べる「トリプルテスト」と、Inhibin Aも加えた「クアトロテスト」があります。

●表3　非確定的検査の種類と特徴

検査項目	位置づけ	対象疾患	ダウン症候群感度（検出率）	実施時期（週数）・検査内容	
				妊娠初期	妊娠中期
				10 11 12 13 14	15 16 17 18 19 20
NT測定のみ	非確定的検査	染色体異常やその他先天性疾患	64～70%[1]	NT（11～13）	
妊娠初期コンバインド検査	非確定的検査	ダウン症候群 18トリソミー	82～87%[1]	NT PAPP-A hCG（11～13）	
NIPT	非確定的検査	ダウン症候群 18トリソミー 13トリソミー	99%[2]	妊婦さんの血液中にあるcff DNA（10～20）	
クアトロテスト	非確定的検査	ダウン症候群 18トリソミー 開放性神経管欠陥症	81%[1] （87%[3]）		AFP、hCG、uE3、Inhibin A（15～20）

1) ACOG Committee on Practice Bulletins. ACOG Practice Bulletin No.77, 2007; 109: 217-227.（偽陽性率：5%）
2) Wilson KL, Czerwinski JL, Hoskovec JM, Noblin SJ, Sullivan CM, Harbison A, Campion MW, Devary K, Devers P, Singletary CN. 2013; 22: 4-15.（偽陽性率：1%未満）
3) ラボコープ・ジャパン　クアトロテスト資料（偽陽性率：9%）
（西山深雪．出生前診断．2015、東京、筑摩書房．より引用）

ＡＦＰは胎児のタンパク質で、妊娠日数とともにお母さんの血液中で濃度が高くなりますが、ダウン症や18トリソミーの場合は低い傾向があります。逆に高めの場合は、二分脊椎など神経管閉鎖不全症の傾向があります。同様に、ｕＥ３が低めの場合はダウン症や18トリソミー、Inhibin Aが高めだとダウン症の傾向があります。

コンバインド検査

コンバインド検査は母体血清マーカー検査（血液検査）と超音波検査を組み合わせる検査で、妊娠初期に行われます。対象疾患はダウン症候群と18トリソミーです。

血液検査では、お母さんの血液からＰＡＰＰ‐ＡとｈＣＧという2つの成分を調べます。ＰＡＰＰ‐Ａは胎盤で作られるタンパク質で、妊娠7週目以降に急激に増加しますが、妊娠11～13週に減少しているとダウン症の傾向があるといわれています。ｈＣＧも胎盤で作られるタンパク質で、こちらは増加しているとダウン症、減少していると18トリソミーの傾向があります。

超音波検査では、「NT（胎児後頸部浮腫）」とよばれる、首の後ろにみられる〝むくみ〟部分の厚さを測ります。この部分が通常よりも厚いとダウン症をはじめとした染色体異常や構造異常の確率が高くなる傾向がありますが、異常がない子どもさんでも厚くなることもあります。また、正確な測定が不可欠な検査です。

非侵襲的母体血胎児染色体検査（NIPT）

NIPTは、いわゆる「新型出生前診断」とよばれるもので、お腹の赤ちゃんにダウン症候群（21トリソミー）、18トリソミー、13トリソミーがあるかどうかを調べる検査です。この検査は妊娠初期および中期に行われます。NIPTではお母さんの血液中に漏れ出てくる胎児のDNAを調べます。胎児の細胞もわれわれの細胞と同じように、自然と死滅します。するとDNA（遺伝の情報）が細かく壊れて、お母さんの血液中に漏れ出てきます。それが図12の赤の断片です。正確には胎児の細胞ではなく胎盤の細胞ですが、それぞれについて、これは1番の染色体由来、これは10番の染色体由来、これは14番の染色体由来というように、1本1

本、何番の染色体に由来するものかを決めていきます。

図13で、グレーはお母さん、赤は胎児由来のＤＮＡ断片です。すると、理論上は正常な子どもさんは21番染色体は２本、ダウン症の子どもさんは３本ですから、ダウン症の子どもさんを妊娠している場合は、正常の場合に比較してＤＮＡ量が１・５倍になるはずです。

それでもＮＩＰＴで用いるＤＮＡは、先に述べたように胎

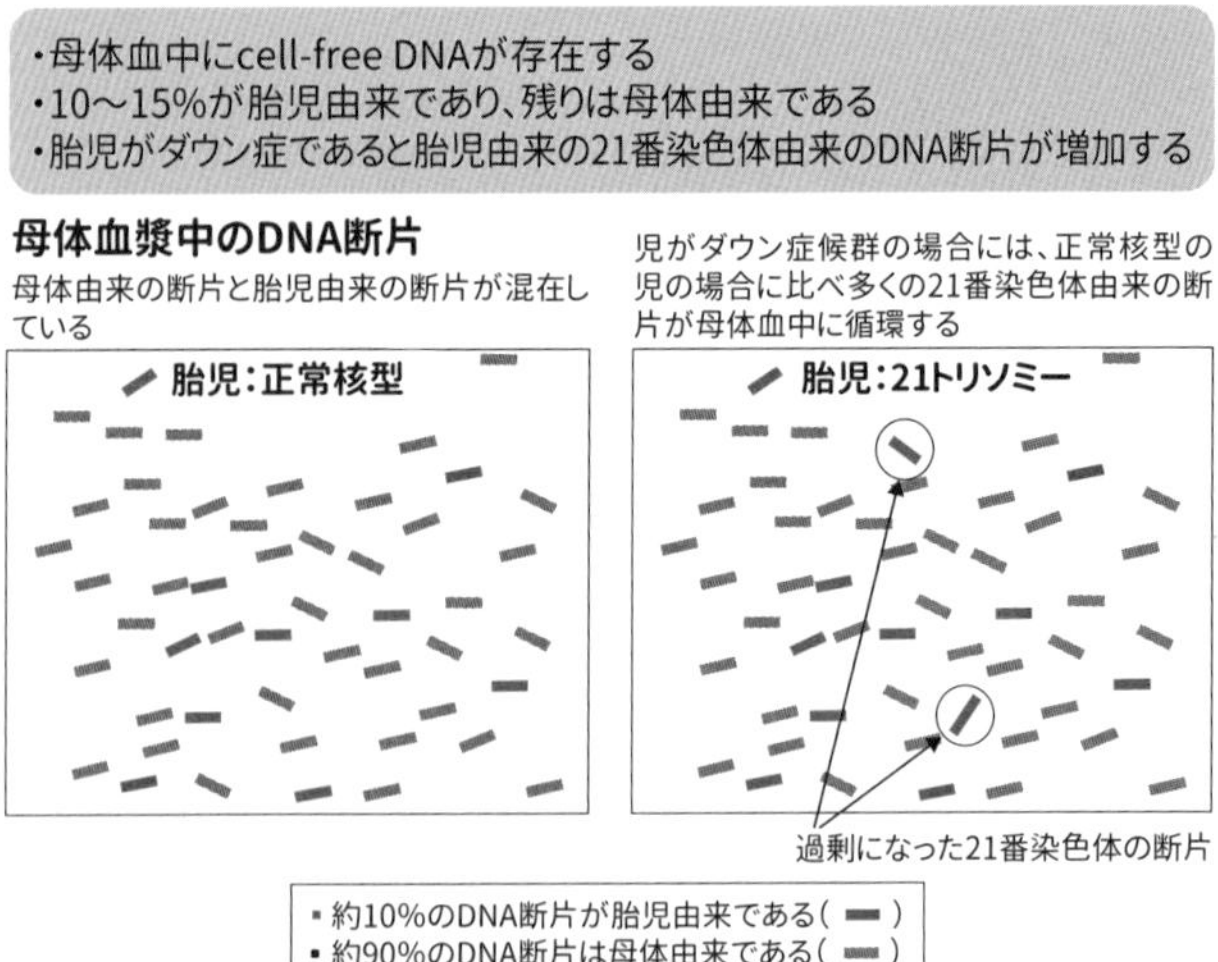

・母体血中にcell-free DNAが存在する
・10～15%が胎児由来であり、残りは母体由来である
・胎児がダウン症であると胎児由来の21番染色体由来のDNA断片が増加する
母体血漿中のDNA断片
母体由来の断片と胎児由来の断片が混在している
児がダウン症候群の場合には、正常核型の児の場合に比べ多くの21番染色体由来の断片が母体血中に循環する
胎児：正常核型
胎児：21トリソミー
過剰になった21番染色体の断片
・約10%のDNA断片が胎児由来である（ ）
・約90%のDNA断片は母体由来である（ ）

図12　非侵襲的母胎血胎児染色体検査（NIPT）の仕組み

盤由来であり、胎児由来ではないので、確定診断が必要となります。

NIPTはなぜ信頼度が高い？

ＮＩＰＴが始まった際は、社会的に大きな話題となりました。２つの母体血清マーカー検査と比べ、陽性の結果となった場合に実際にお腹の赤ちゃんに病気がある可能性が極めて高いからです。

母体血清マーカー検査も

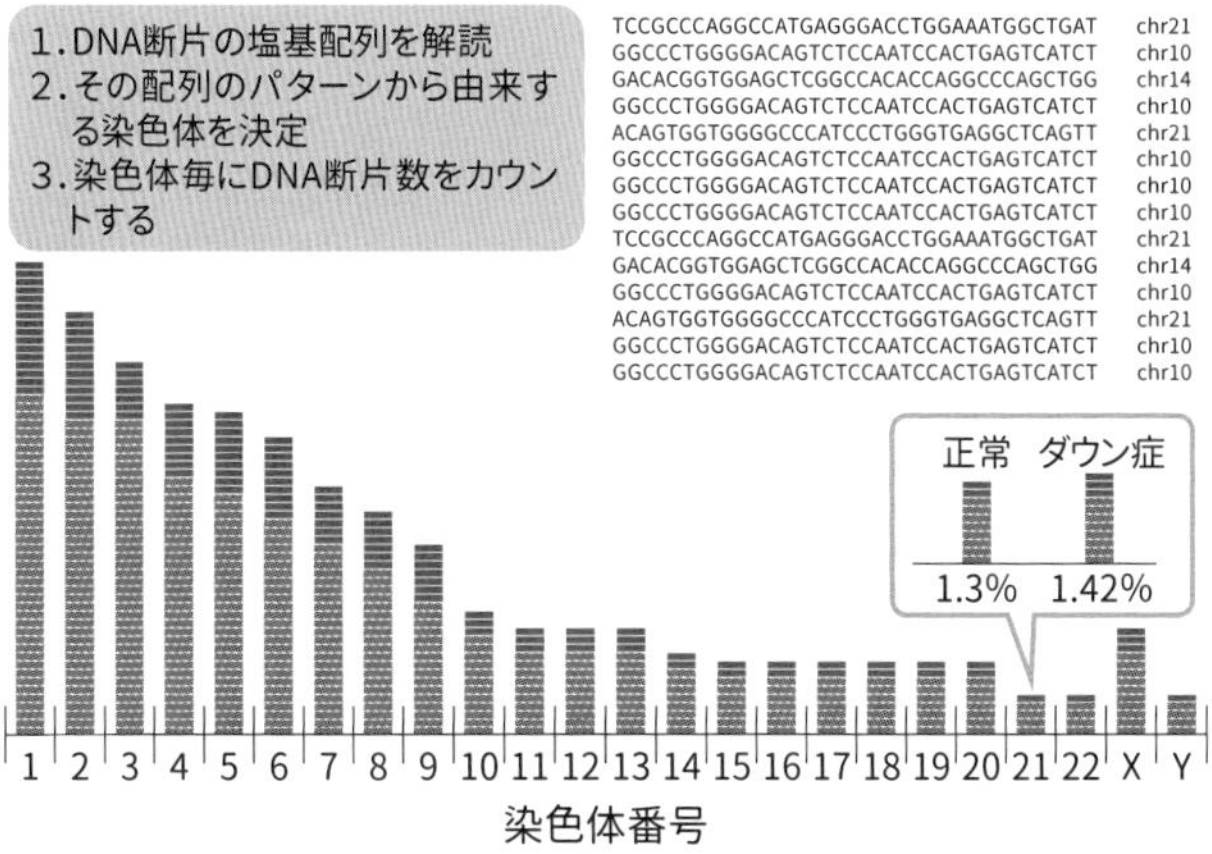

血液中の個々のDNA断片の塩基配列を読んで、その断片がどの染色体に由来しているかを識別し、各染色体由来のDNA断片の量的な割合をみることで、特定の染色体についての変化を検出します。

図 13　非侵襲的母胎血胎児染色体検査（NIPT）の仕組み

（NIPT コンソーシアムウェブサイト［http://nipt.jp/index.html］より引用）

NIPTも、結果は陽性か陰性かで示されます。あくまでも確率の問題ですが、陰性の場合はどの検査も信頼性が高く、例外はあるものの、お腹の赤ちゃんがそれぞれの検査目的の病気にかかっている可能性は99・99％否定できます。それに対し陽性の場合、母体血清マーカー検査では、実際に病気の子どもさんは2％か、あるいは4％くらいしかいません。一方NIPTで陽性の場合、ダウン症では90％を越える確率で実際に病気をもっている可能性があります。NIPTは、それほど信頼度の高い検査なのです。また検査料金も高額です。母体血清マーカー検査は1回2～3万円に対して、NIPTは1回約20万円がかかります。

確定的検査

非確定的検査で陽性であったり、他の理由から異常がある可能性が高いと考えられる場合に、確定的診断の検査が行われます。羊水検査と絨毛検査の2つがあり、この検査を受けることによって、染色体の数や構造の異常の有無が確実にわかります。例外はあるものの、基本的には確実な検査です。

羊水検査ではお母さんのお腹に針を刺して、羊水中に浮いている、成長の途中ではがれ落ちた赤ちゃんの皮膚や粘膜の細胞を抜き取って検査します。もう1つの絨毛検査では、胎盤のもととなる絨毛を、お腹に針を刺すか、あるいは鉗子で経腟的に取ってきて調べます。そこで胎盤の絨毛細胞に異常があれば赤ちゃんにも異常があるという仮定で診断します。

この2つの検査の大きな違いは、検査をする時期と流産のリスクです（表4）。どちらも出血や破水、感染症を引き起こしたり、それによって流産につながる危険性があります。羊水検査を行った場合の流産の可能性は、最近の報告では0・1％程度のようです。一方で、実施時期が妊娠15週以降と遅めです。この後で説明しますが、日本では「妊娠の継続または分娩が身体的または経済的理由により母体の健康を著しく害するおそれ」がある場合にのみ人工妊娠中絶が認められており、その期間は妊娠22週未満です。そのため、遅い時期にこの検査を受けて異常という結果が出た場合にどうするかを考えたり相談したりすることのできる期間が短くなってしまいます。

もう1つの絨毛検査は羊水検査よりも流産のリスクが高く、500分の1程度とされていますが、妊娠11～14週と比較的早い時期に行うことができます。絨毛細胞だけが染色体異常で胎児には染色体異常がない場合が1％程度にあります。

●表4　確定的検査　―羊水検査と絨毛検査

	絨毛検査（CVS）	羊水検査
実施時期	妊娠10週～14週	妊娠15～16週以降
対象疾患	染色体疾患 全般	
検査による流産の可能性	0.5～1.0% （1/200～1/100）	0.2～0.3% （1/500～1/300）
合併症	出血、感染、流産など	破水、感染、出血、流産など
検査の限界	胎盤局在性モザイクの可能性 （1%程度）	
イメージ	経腟法または経腹法 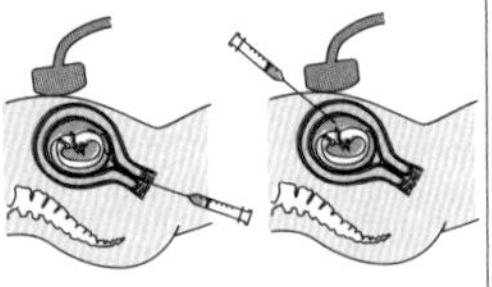	経腹法 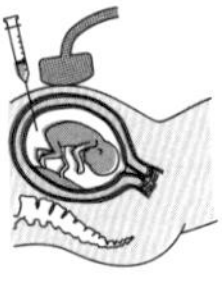

（西山深雪．出生前診断．2015、東京、筑摩書房．より引用）

NIPTを受けたお母さんたちのその後

ＮＩＰＴの検査を受けたお母さんたちの妊娠が、その後どうなったかというデータが報告されています。平成30年3月までの全検査の結果で、約5・8万人のデータを集計したものです。それによると、21トリソミー（ダウン症）に関しては617人（1％）に陽性の結果が出ていました。ＮＩＰＴはあくまでも確率の検査ですので、羊水検査・絨毛検査を受けて実際には正常（偽陽性）だった人が20人いました。異常があっても妊娠を継続した人は7人でした。それ以外の人は、子宮内胎児死亡（お腹の中で自然に亡くなること）や妊娠中断となりました。つまり、617人いたダウン症の可能性が示された子どもさんのうち、わずか7人しか妊娠を継続しませんでした。

こういったことに関して、ＮＩＰＴは中絶をするための、ダウン症の子どもさんたちが生まれないようにするための検査だという批判を受けることがあります。

医療者にとっては不本意なことですが、こうした検査にはそのような背景もあることは否めません。検査前にお母さんたちに「もし病気だったらどうしますか」と聞いても、ほとんどの人たちは「やめます」とはっきり答えます。それほどダウン症の子どもさんたちに対する偏見は強いのでしょう。

❀産科学における生命倫理

中絶数は大きく減少してきた

子どもさんを中絶するというのは、倫理的にも、医療者にとっても、非常にストレスが大きいことです。出産数の変遷をみると、1955年頃はおおむね年間300万件の妊娠があり、そのうち200万人ほどが生まれていました。つまり毎年100万人以上の人工妊娠中絶が行われていたのです。いまは避妊薬が使えるようになりましたので、かなり減ってきました。それでもまだ年間20万件の人工妊娠中絶が行われています。おそらくこの20万件のうち、本当は妊娠を続けたいけれど子どもに異常があるので中止したという人が1000人ほどいるのだろうと考えられます。

医療従事者が従う「生命倫理の四原則」と「ヒポクラテスの誓い」

人工妊娠中絶の問題は、生命倫理に関わってきます。生命倫理には四原則があり、①人に対する敬意（人格の尊重）、②人に対する無危害、③人に対する利益（慈恵）、④人に対する公正な処遇（正義）、この4つが求められます。一方、医者の神様的存在として、古代ギリシャのヒポクラテスが知られています。ヒポクラテスは、それまでの呪術などにすがる方法ではなく、病気や健康を自然現象として捉えた、現代の医療の礎を築いた人物といわれていますが、その「ヒポクラテスの誓い」9箇条の第3条には、危害を加えない、慈恵をもって、と書かれています。そして第4条には「頼まれても死に導くような薬を与えない、それを覚らせることもしない。婦人を流産に導く道具を与えない」とあり、人工妊娠中絶を禁止するということも書いてあるのです。人工妊娠中絶を行う産科医はこの誓いを破っていることになりますので、非常につらいところではあります。

日本の法律は中絶についてどう書いてある？

日本の「母体保護法」をみてみると、子どもさんに異常があるということを理由にした人工妊娠中絶は認められていません。たとえ子どもさんが生まれてきた直後に亡くなるということが100％明らかだったとしても、それを理由とした人工妊娠中絶というのは基本的には認められていないのです。人工妊娠中絶が認められているのは、「妊娠の継続または分娩が身体的または経済的理由により母体の健康を著しく害するおそれ」がある場合と、もうひとつは、暴行もしくは脅迫により姦淫されて妊娠した場合だけです。

人工妊娠中絶の問題点

出生前診断法が開発され進歩した結果、体外受精を受ければ「着床前診断」は可能です。すでに説明したとおり、受精した卵のうち3割には染色体異常がありまず。それでも見た目では完全にわからないので、卵は子宮に戻されます。そしてある程度育ったところで、異常のあった受精卵は流産をしてしまう。流産をしてしまうとそのお母さんはまたしばらく待たなくてはいけません。次の妊娠まで、とくに年齢を重ねているお母さんたちにとっては、貴重な時間の無駄となってしまいます。日本の厚生労働省は現在のところ、着床前診断（スクリーニング）の国内での実施について検討を始めています。着床前診断では、受精卵の染色体や遺伝子を調べることで、複数の受精卵のうち、染色体に異常のない生児を得られる確率の高い受精卵を子宮に戻します。

それから、お腹の中の赤ちゃんに人権はあるのでしょうか。いつから生命として認めるのかという問題があります。これはわれわれにもわかりません。欧米ではっきりしていて、胎児には人権がないと明言しています。日本はそのようなわけにはいきません。障害者や遺伝性疾患をもつ人々に対する差別を起こすのではないかと、厚生労働省などは懸念しています。

また、最終的に人工妊娠中絶をするかしないか、それはだれが判断するのか、お母さん自身か、お父さんも同意しなければならないのか。そのあたりの判断もまだ正確には決まっていませんが、日本では基本的にお二人の同意がないとできません。そして、医療者による技術的な介入は避けられませんので、医師も関与せざるを得ません。

コラム　妊娠前に異常があるかを調べられる着床前診断

〝赤ちゃんが生まれる前〟に異常を調べるのが出生前診断ですが、最近ではさらに一歩踏み込んだ「着床前診断」があります。文字通り、〝受精卵が子宮に着床する前〟に行われる検査で、妊娠する前に異常の有無を調べることができます。

出生前診断では、妊娠してから検査が行われます。ですから、もし異常が見つかって妊娠を中断したい場合は、中絶をすることになります。妊婦さんやその家族にとって身体的にも精神的にも負担が大きくなりがちで、また「命の選択につながる」と社会的な問題にもなっています。

着床前診断では、体外受精による受精卵を育てて、数日後に細胞分裂が始まった時点で細胞を一部分取り出し、遺伝子を調べます。一般的に体外受精ではいくつかの受精卵を作りますので、検査で正常な遺伝子をもつとわかった受精卵のみをお母さんのお腹に戻して着床を待ちます。

一方でデメリットもあります。体外受精が必須ですが、体外受精そのものの成功率は20％ほどです。少しの細胞しか検査に使えないため異常を発見する精度は70～80％とそれほど高くなく、安全性についてもはっきりしていない研究段階の技術です。また費用も約50万円と高額で、出生前診断の5倍ほどかかります。さらに、現在の日本で着床前診断が認められているのは、デュシェンヌ型筋ジストロフィーなど数種類の重い遺伝性疾患のみで、すべての病気の有無を調べられるわけではありません。検査を受けられる病院もかなり限られています。

✿出生前診断に対する考え方は、国や宗教によってちがう

人工妊娠中絶を認める国、認めない国

表5は、胎児異常による人工妊娠中絶についてヨーロッパの法令をまとめたものです。ヨーロッパには多くの小さな国々があり、国によってさまざまな違いがあります。「どの週数でもこの子は助からないとわかったら中絶してよい」という国がある一方、「比較的小さい時期、28週以下であるならよい」という国もあります。あるいは「週数に関係なく、たとえ子どもにどんな異常があってもそれを理由に中絶はできない」という国もあります。この一切中絶禁止のマルタはカトリックの国で、カトリック教では基本的に中絶を認めていません。アイルランドは国民の8割がカトリック教徒ですが、レイプ被害の中絶が認められないことなど、問題点が指摘されていました。2018年5月の国民投票で66・4%という賛成多数によりこの憲法を廃止することが決まりました。

　ではこれらの国に住んでいる人々は、病気がある子を産んでいるかというと、実情は異なるようです。国際会議などで当事国の方たちに事情を聞いてみると、異常があるとわかった場合は別の国で中絶できるので、何ら法律のしばりを受けないそうです。アイルランドでも、2016年だけで3265人がイギリスで中絶手術を受けたと報道されています。

国家負担で全員に出生前検査を行う国も

　出生前検査について、ヨーロッパの国々のほとんどは、ダウン症児の出生をど

●表5　胎児異常による人工妊娠中絶の法令（ヨーロッパ）

週数の規制なし	致死性であれば週数の規制なし	28週以下であれば合法	週数に関係なく違法
オーストリア	オランダ	フィンランド	マルタ
ベルギー	ノルウェー	イタリア	
クロアチア	ポルトガル	ポーランド	
イングランド&ウェールズ	デンマーク	スペイン	
フランス		スウェーデン	
ドイツ		スイス	

のように減らすかということを考えています。国の方針、指針としてスクリーニングのシステムができていて、すべての妊婦さんに検査が提示される国は少なくありません（**表6**）。費用に関しても、そのような国では、基本的には国家が負担しています。ダウン症の子どもさんを1人産んで一生育てていくお金に比べれば、検査を受けて中絶をする費用の方が医療経済的に安いから、という単純な理由です。

それに比べて、日本での出生前検査を受けるケースは、少し増えてきたものの、やはり諸外国、先進国に比べると圧倒的に少なく、海外の10分の1ほどであり、10％未満というのが現状です。

フランスは高年妊婦さんの比率の上昇とともにダウン症による人工妊娠中絶率も上昇してきました。イタリアやメキシコでは、中絶はほとんどありません。両国ともカトリック教の国であるためです。

独特なのは米国です。カリフォルニアでは、ダウン症を理由とした中絶率が低下しています。ダウン症の診断を受けた人の約半数は妊娠を続けるのだそうです。

表6　出生前スクリーニング検査の指針と出生前検査の受検率

国	出生前スクリーニング検査　指針	スクリーニング検査　受検率	診断検査受検率
オーストリア	全妊婦に選択肢が提供されるべき	60%[1] (2007)	7~8%[1] (2007)
デンマーク	全妊婦に選択肢が提供されるべき	84.4%[2] (2006)	5.4%[2] (2006)
イングランド&ウェールズ	全妊婦に選択肢が提供されるべき	88%[3] (2009)	2.9%[4] (2008)
オランダ	全妊婦に選択肢が提供されるべき	23.7%[5] (2009)	5.2%[5] (2009)
台湾	35≧羊水検査 35＜血清マーカー検査	65~80%[6]	高齢妊娠70.7%[6] (2001)
米国	全妊婦に選択肢が提供されるべき	70%[7]	5~10%[8] (2010)
日本	全妊婦への選択肢提示は推奨されていない	1.7%[9] (2008)	1.2%[9] (2008)

1. Genetics Education in Medicine Consortium. 2007.
2. Ekelund CK, Jørgensen FS, Petersen OB, Sundberg K, Tabor A. 2008; 337: a2547.
3. National Down Syndrome Cytogenetic Register. 2009.
4. Morris JK, Waters JJ, de Souza E. 2012; 326: 596-601.
5. Lichtenbelt KD, Alizadeh BZ, Scheffer PG, Stoutenbeek P, Schielen PC, Page- Christiaens LC, Schuing-Blom GH. 2011; 31:765-772.
6. Jou HJ, Kuo YS, Hsu JJ, Shyu MK, Hsieh TT, Hsieh FJ. 2005; 25:665-670.
7. Palomaki GE, Deciu C, Kloza EM, Lambert-Messerlian GM, Haddow JE, Neveux LM, Ehrich M, van Den Boom D, Bombard AT, Grody WW, Nelson SF, Canick JA. 2012; 14: 296-305.
8. Frost and Sullivan. 2001.
9. Sasaki A, Sawai H, Masuzaki H, Hirahara F, Sago H. 2011; 31: 1007-1009.

（西山深雪．出生前診断．2015、東京、筑摩書房．より引用）

日本では、ダウン症と診断され、人工妊娠中絶が認められる週数であった場合、95％の人が中絶を選択しています。

ダウン症の治療に関する研究も進んでいる

日本が今後どのような方向に向かうのかのかはわかりませんが、なぜ各国の取り組みにこのような違いがあるのでしょうか。ダウン症は、精神発達が中学生の頃ピークになり、ＩＱは5歳相当といわれています。ダウン症の子どもさんたちでなぜ精神発達が遅れるのかを遺伝子検査で調べてみると、お腹の中にいる非常に早い段階から酸化ストレスによって、脳の細胞がダメージを受けていることがわかってきました。逆にいえば、妊娠の初期に起こる酸化ストレスを早い時期から止めることができれば、少なくとも最も問題になっている精神発達の遅れはある程度防げるのではないかと考えられます。米国の国立衛生研究所では、すでにそのような研究を始めています。野菜やフルーツに含まれているアピゲニンという色素成分には非常に強力な抗酸化作用があり、ダウン症の動物モデルに妊娠の初期から大量に与えると少し学習能力が上がることがわかってきました。そこでこれをヒトに応用できないかということが考えられています。ヒトへの応用には5年〜10年、あるいはもっとかかるかもしれませんが、さらに研究が進めば、ダウン症の子どもさんたちの中絶率低下につながるかもしれないと期待されています。

第四章

出生前診断を経験した家族のエピソード

第四章　出生前診断を経験した家族のエピソード

確定的検査としての出生前診断は、実際にはどのような場面で行われるのでしょうか。ここでは、先天性疾患の原因のうち「ある特定の遺伝子の変異によるもの」にあたる、遺伝子異常症による先天性疾患に悩んだ3家族を紹介します。遺伝子異常症の出生前診断は、染色体異常とは異なり、非確定検査のステップを飛ばして絨毛検査や羊水検査といった確定的検査を行うことになります。

一人目の子どもに異常がみつかった夫婦のケース

最初のケースは、「GM1ガングリオシドーシス」という病気に直面した家族です。

ある夫婦に1歳前の男の子がいました。1人目のお子さんです。39度の熱とせき、たんが多く出たので近所の病院に行き、風邪と診断されました。次の日には熱は下がったもののせきがひどく、食べることも眠ることもできず大学病院へ紹介、肺炎だとして入院しました。

ところがこれまでの病歴を聞くと、大変な病気を持っている可能性が浮かんできました。生後1カ月の頃は授乳のときに呼吸が苦しくなり、4カ月のときには鼠径ヘルニア（脱腸）の手術を受け、さらに肝機能障害が見つかり、7カ月になると脳炎の疑いで入院しているのです。発達についても問題があり、生後4〜5カ月で一度は首もすわって寝返りもうてるようになっていたのに、7カ月のころにはほぼ寝たきりとなっていたのです。

遺伝子検査の結果…

こうした症状が見られるときには先天異常がある可能性が高いため、遺伝子検査が行われることになりました。採血して、その血液を使って遺伝子を解析するのです。

その結果、この男の子はＧＭ１ガングリオシドーシスという病気であることがわかりました。体の中の酵素という物質がうまくはたらかないために、本来は分解されるはずの物質が分解されず細胞の中にたまってしまい、全身にさまざまな症状が出てくる病気です。肺炎などにより２～３歳で亡くなることも少なくありません。お父さんとお母さん、それぞれに病気を引き起こす遺伝子変異が１つずつあり、それがこの男の子では２つ重なってしまったことが原因でした。

弟・妹にも発症する危険性が25％

そしてこの病気は、弟・妹にも発症する危険性が25％あるという特徴があります。正常な遺伝子が２つそろう確率が25％、両親と同じように異常のある遺伝子が１つだけで病気は発症しない場合が50％、そしてこの男の子と同じように変異が２つ重なるのが25％。25％は決して低くない数字です。

このお子さんの病気がわかってからしばらくして、お母さんのお腹に次の命が宿りました。最初のお子さんの遺伝子検査結果をお話しする時から、次のお子さんは出生前診断もできるので妊娠前からしっかりと考えておくよう、ご両親に説明しておきました。最初のお子さんのとても可哀想な経過を目の当たりにしているご両親としては、遺伝子解析による出生前診断を希望されました。診断の結果、もしお腹の赤ちゃんが上の子と同じ病気であるとわかった場合の対応をどうするかはその結果により考えることとし、妊娠15週で羊水を採取して出生前診断が行われました。

1人目のお子さんでは2つの遺伝子に変異がみられましたが、2人目のお子さんでは両親と同じように変異は1つでした。遺伝子異常をもっていても、病気が発症することのない健康なお子さんであることがわかり、無事に出産へとたどり着きました。

このご両親は、「出生前診断ができなければもう子どもは作りたくない」と言っていました。「それができたおかげで健康な子どもを授かることができたのはとても嬉しい」と、喜ぶ顔を見る私たちも、それまでの苦労が報われる思いでした。

先天異常のある父親をもつ姉妹のケース① 姉の場合

次のケースは、自分たちの父親に先天異常があり、そのために子どもにも異常が出てしまうのではないと悩んだ姉妹です。

ある女性が大学病院の遺伝外来を訪れました。そして、妊娠9週であること、自分の父親が「副腎白質ジストロフィー」という遺伝病で寝たきりのため、お腹の赤ちゃんの出生前診断を希望していると話しました。

副腎白質ジストロフィーとは、脳や脊髄などの中枢神経系や神経細胞が変化したり、副腎という臓器のはたらきが低下したりする病気で、いくつかのタイプがあります。この女性のお父さんが発症した成人型というタイプでは、歩けなくなったり、知能低下や精神疾患から、いわゆる植物状態になることがめずらしくないのですが、残念ながら現在のところ確実な治療法はありません。

患者さんのほとんどは男性

そして副腎白質ジストロフィーの患者さんはほとんどが男性だという特徴もあります。第二章で説明したとおり、人間の46本の染色体のうち2本は性別を決める性染色体で、女性にはX染色体が2つ、男性にはX染色体とY染色体が1つずつあります。副腎白質ジストロフィーの原因となる遺伝子はX染色体の上にあり、X染色体を2本もつ女性であれば、たとえ1本に遺伝子異常があってももう1本に問題がなければ症状が出ないか、出るとしても軽症です。ところが男性ではX染色体が1本しかないため、この1本に異常があると確実に病気を発症してしまうのです。そしてそのほとんどが重症です。こうした遺伝形式のことを「X連鎖性遺伝」とよんでいます。

子どもが病気になる可能性

図14はこの病気の遺伝の仕組みです。男性の患者さんの娘さんはほぼ100％が保因者（病気の原因遺伝子をもっているけれど発症していない人）です。遺伝外

来を訪れた女性も保因者でした。男性患者の娘さんと健康な男性の子どもは、女の子ならば50％が保因者となり、50％は健康（原因遺伝子をもたない非保因者）、男の子ならば、健康か病気かの確率が半分ずつとなります。

その後、この女性とその夫に病気に関する情報や出生前診断のリスク、費用や日数などが説明され、本人たちの希望により妊娠15週目に羊水検査が行わ

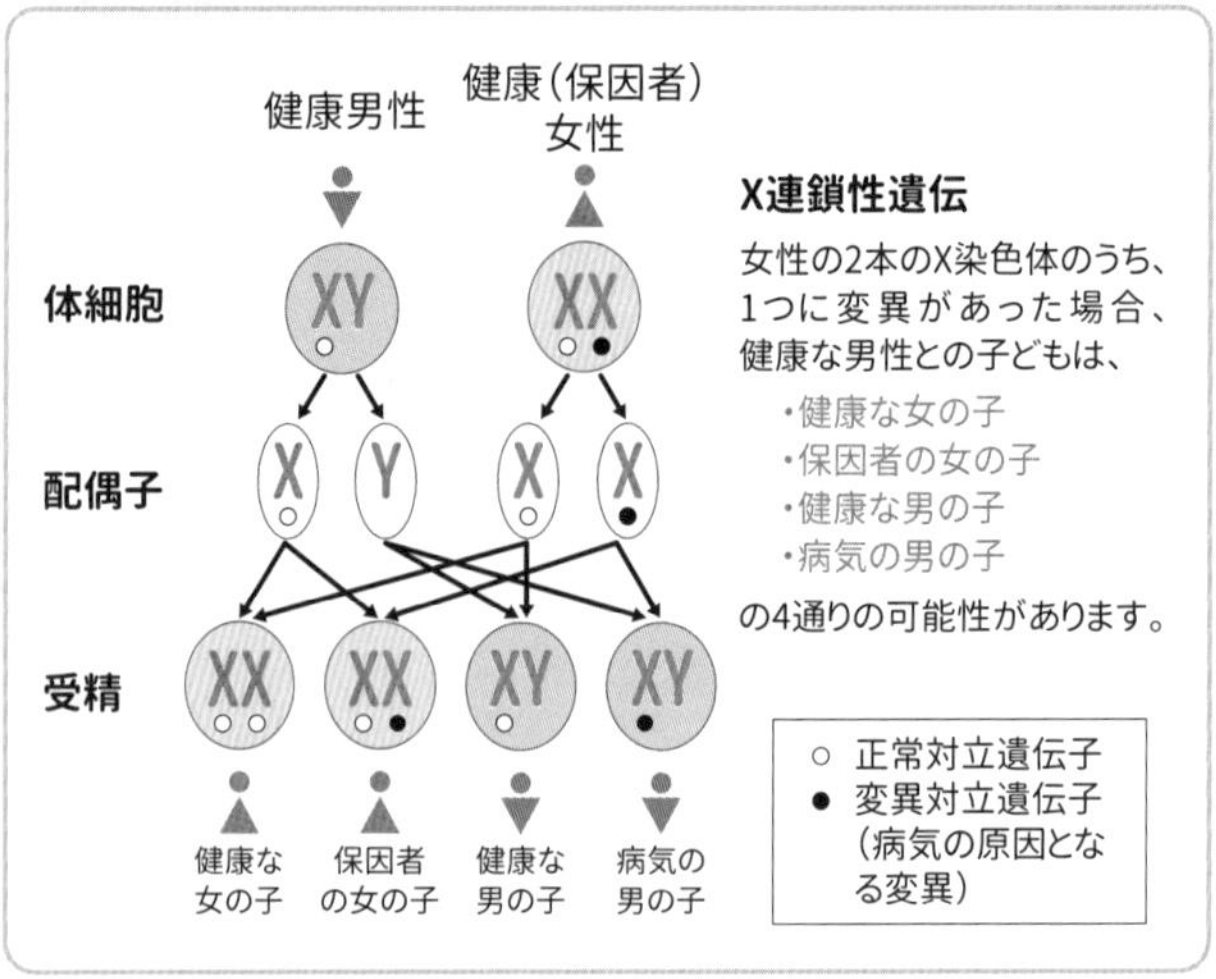

図14　遺伝子異常が伝わる仕組み

れました。検査の結果、赤ちゃんはこの病気のリスクが高い男の子であるものの、副腎白質ジストロフィーとなる遺伝子の異常はないことが確認され、無事に出産に至りました。

このケースでは、お腹の赤ちゃんは病気になる可能性が高い男の子でしたので、出生前診断をしなければ、男の子というだけで妊娠が中断されていた可能性もありました。出生前診断によって中絶が避けられたといえるかもしれません。

先天異常のある父親をもつ姉妹のケース②　妹の場合

先ほどの女性には同じ両親から生まれた妹さんがいます。この妹さんもお姉さんと同じように、副腎白質ジストロフィーの原因となる遺伝子変異の保因者でした。そして妹さんの妊娠は、お姉さんとは違う結果になりました。

お姉さんの出産から半年後、妹さんが婚約者とともに遺伝外来を訪れました。結婚をひかえ、お姉さんと同じように病気のことが心配になったため、相談に来院したのです。妹さんたちにも、副腎白質ジストロフィーがどのような病気か、原因や遺伝の仕組み、出生前診断についての説明がなされました。その3カ月後、妊娠したため再び来院し、お姉さんと同じように妊娠15週で羊水検査が行われることになりました。

2人の子どもを妊娠するも…

妹さんのお腹の赤ちゃんも男の子でした。そして遺伝子検査の結果、残念ながら遺伝子の異常が見つかり、妊娠21週で中絶となりました。

それから2年後、2回目の妊娠がわかり、再び出生前診断が行われました。その結果、今回も赤ちゃんは男の子で、遺伝子異常があることがわかり、やはり21週で妊娠が中断されました。

出生前診断では、「お腹の赤ちゃんが病気であったら中絶する」と決めてかかることは決してありません。日本の法律では赤ちゃんの病気が理由の人工妊娠中絶は認められていませんし、医学は日々進歩しているからです。副腎白質ジストロフィーは、発症前に造血幹細胞移植を行えば発病を防げる可能性があることも報告されてきています。妹さんご夫婦へもこのことは十分に説明しましたが、結果的に2人のお子さんともに妊娠の中断が選択されました。ご夫婦はその後は来院していませんので現在の状況がとても心配ですし、私たちとしても、カウンセリング力を益々充実していく必要があると感じた次第です。

第五章

お母さんを支える遺伝カウンセリング

第五章　お母さんを支える遺伝カウンセリング

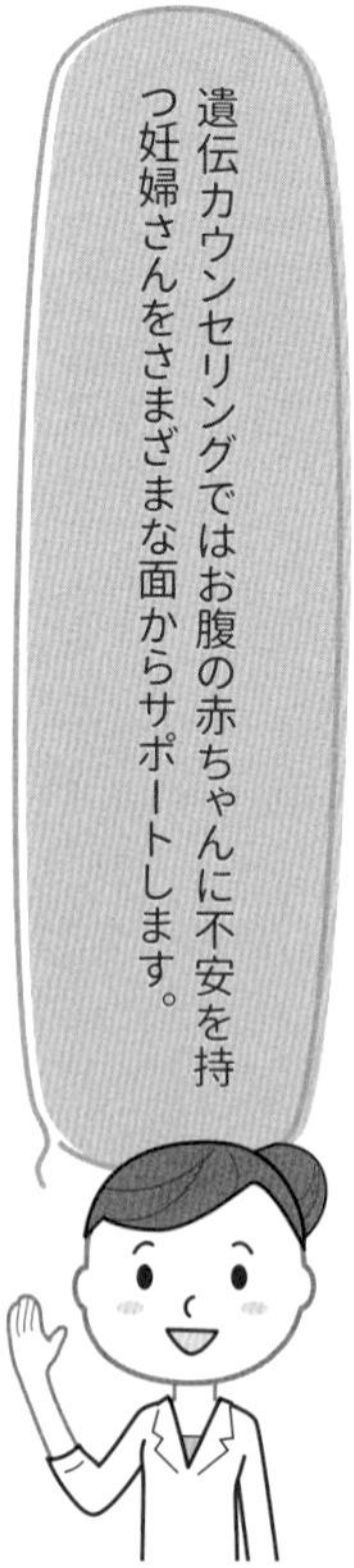
遺伝カウンセリングではお腹の赤ちゃんに不安を持つ妊婦さんをさまざまな面からサポートします。

先天異常には遺伝子や染色体の異常が原因のものが多いため、出生前診断を受けようかと迷ったり悩んだりしているお母さんやその家族は、遺伝学の基本的な知識が必要となります。とはいえ、あまり馴染みがなく、苦手意識のある人がほとんどではないでしょうか。

そこで頼りになるのが、遺伝カウンセリングです。遺伝カウンセリングは、「お母さんやご家族が、自分たち自身で遺伝病の悩みについての解決策を見つけ出すことができるように、難しい医学的知識を平易な言葉で十分に説明しつつ、心理的・社会的支援を行うこと」と定義されます。出生前診断だけでなく、それ以外の遺伝性疾患に関わる医療場面でも以前から行われてきたものです。

出生前診断では、お腹の赤ちゃんに異常があること、またはその可能性をどのように受け入れ、相談者が自分自身でどうするかを判断できるよう、心理的、社会的な側面からサポートしていきます。

専門医と遺伝カウンセラーが担当

遺伝カウンセリングを担うのは、主に臨床遺伝専門医と認定遺伝カウンセラーで、いずれも人類遺伝学会および遺伝カウンセリング学会から共同認定されています。実際に遺伝カウンセリングが受けられる病院や施設は「全国遺伝子医療部門連絡会議」のウェブサイトに掲載されている「遺伝子医療実施施設検索システム」

（http://www.idenshiiryoubumon.org/search/index.html）から探すことができます。

埼玉医科大学病院では、主に難病センター遺伝子診療部と産婦人科の遺伝外来で遺伝カウンセリングを行っています。難病センター遺伝子診療部は2017年度に正式に立ち上げ、埼玉県の遺伝子医療を担う中核機関となるべく体制作りを進めています。ミトコンドリア病をはじめとする小児難病から成人領域まで幅広い遺伝性疾患に対応しており、各個別の遺伝性疾患の出生前診断についても受け付けています。

出生前遺伝カウンセリングの実際

つぎに、出生前診断のうちＮＩＰＴを受けるときの流れを紹介します。

担当するのは主に遺伝専門医と遺伝カウンセラーですが、必要に応じて小児科、産婦人科や他の診療科の専門医を交えたチームで対応しています。カウンセリングが行われるのは産婦人科遺伝外来です。

この検査を希望する場合は、まず妊婦さんご本人に電話で予約していただきます。カウンセリングは検査の前後に2回、必ずご夫婦で受けていただいています。カウンセリング1回あたりの時間は約30分、費用は５０００円（税別）です。

最初のカウンセリングでは、妊婦さんやご家族から、出生前診断についてのご希望をうかがいます。担当医や臨床遺伝カウンセラーが、出生前遺伝学的検査の概要についてお話しします。

2回目のカウンセリング以降では、ご本人たちの希望に応じた検査を行い、結果を後日お話ししています。

このように遺伝カウンセリングをしっかりと行うことで、出生前診断を受ける人の不安を少しでもやわらげ、また陽性の結果となった場合でも妊婦さんとそのご家族が自分たちで納得のいく決断ができるようにサポートを行っています。

付録

避けられる先天異常もある！

―母子感染を防ぐ具体策―

付録　避けられる先天異常もある！
―母子感染を防ぐ具体策―

知識不足で後悔しないために

赤ちゃんを授かり、新しい命を迎える準備をしていく中、いろいろな知識を得るとさまざまなリスクもわかってきます。そのことを考えると不安でならないでしょう。先天異常には、本書のテーマである染色体異常や遺伝子異常の内的因子を原因とするものが95％あり、その他の5％は、母子感染、母体疾患、薬剤、化学薬品などによるものです。残念ながら、内的因子によるものは回避できませんが、後者のうち母子感染に関しては妊婦さんご自身、ご夫婦、ご家族の協力で注意すれば防ぐことができます。

母子感染とは、妊娠や出産、育児によってお母さんからお子さんへ感染する病気です。その感染経路は、胎内感染、産道感染、母乳感染の3つがあります（表7）。

妊婦健診で検査を受けられるもの

母子感染の中には、妊婦健診で検査できるものもあります。厚生労働省は、必要に応じて行う医学的な検査として、ヒト免疫不全ウイルス（HIV）抗体、ヒトT細胞白血病ウイルス1型（HTLV-1）抗体、C型肝炎抗体、B型肝炎抗原、風疹抗体（すべて血液検査）、B群溶血性レンサ球菌（GBS）、および性器クラミジア

●表7　母子感染の感染経路と病原体

感染経路	病原体
胎内感染	トキソプラズマ（原虫）、梅毒トレポネーマ、リステリア属、サイトメガロウイルス、ヒトパルボウイルス、風疹ウイルス、ヒト免疫不全ウイルス（HIV）、水痘・帯状疱疹ウイルス、麻疹ウイルス、ジカウイルスなど
産道感染	B群溶血性レンサ球菌、クラミジア・トラコマチス、淋菌、単純ヘルペスウイルス、HIV*、B型肝炎ウイルス*
母乳感染	ヒトT細胞白血病ウイルス1型、サイトメガロウイルス、HIV

*出産時の母体の血液により感染するもの

（帯下検査など）を例示しています。

検査で調べる抗原とは、生体以外の異物のことでウイルスや細菌などを指し、これらが体内に侵入したのち身体の中で作られるタンパク質を抗体とよびます。私たちの身体はどんな異物が侵入してもその異物にぴったり合った抗体を作り、異物を中和したりして排除するように働きます。過去に感染症にかかったり、ワクチンを接種すると、血液中に抗体が作られます（抗体陽性）。感染症にかかったことがなければ、抗体が作られていませんので陰性となります。B型肝炎では感染の指標となるHBs抗原、GBSおよび性器クラミジアは直接病原体を調べることで感染の有無をみます。

風疹

風疹の母子感染は、特に12週までの妊娠初期に初めて妊婦さんが風疹にかかり、胎児にも感染することです。それより、出生児に先天性心疾患、難聴、白内障などの症状が現われる先天性風疹症候群を引き起こします。過去に風疹にかかったことがあるか、ワクチン接種により妊婦さんが風疹抗体を持っていれば起こりません。

妊娠中にワクチンは接種できませんので、妊娠する可能性がある場合はワクチンを2回接種して備えましょう。風疹ワクチンは麻疹ワクチンとの混合ワクチン（MRワクチン）がありますので、このワクチンを接種して麻疹の抗体も増やしておくのがよいでしょう。近年、特に首都圏において、30～50歳の男性を中心に風疹患者が急増しています。家族が感染すると抗体のない妊婦さんに感染してしまうことがありますので、男性も可能な限りワクチンを接種しましょう。

B型肝炎・C型肝炎

B型肝炎は、お母さんからお子さんに感染すると、将来、肝炎や肝硬変、肝がんになり、まれに乳児期に重い肝炎を起こすことがあります。B型肝炎の抗原にはいくつかの種類があり、妊婦さんがそのうちのHBs抗原とHBe抗原のいずれも陽性の場合には、B型肝炎の抗体（抗HBsヒト免疫グロブリン）とワクチンを、出生12時間以内、生後1カ月および生後6カ月と3回接種して、新生児への感染を防ぎます。

C型肝炎については、母子感染のリスクはそれほど高くないとされていますが、将来の肝がんリスクを減らすための母子感染予防、さらに妊婦さんの健康管理を早めに行うために検査が行われています。

ヒト免疫不全ウイルス（HIV）・ヒトT細胞白血病ウイルス（HTLV-1）

HTLV-1は感染者の3〜5％程度が成人T細胞白血病を発症するほか、HTLV-1関連脊髄症やHTLV-1ブドウ膜炎の原因となるウイルスです。

HIVは免疫に重要な役割をもつヘルパーT細胞（Th細胞）やマクロファージに感染し、治療せずに過ごすとTh細胞を減らし、健康な人が感染しても発症しないようなさまざまな感染症にかかりやすくなったり、リンパ腫などを発症させるウイルスです。Th細胞を減った結果として感染症にかかりやすくなった状態をエイズとよびます。

HIVやHTLV-1の検査で抗体陽性と判定された場合には、もう一度採血して確認検査をしてから、感染しているかどうかを正確に判定します。

ＨＴＬＶ－１陽性の場合は、母乳で感染するためお母さんに人工乳での哺育指導を行い、乳児への感染を防ぐ対策がとられます。ＨＩＶ陽性の場合には、母児感染対策や、薬による妊婦さんの体内ウイルス量のコントロールなどのプログラムがあります。病院でしっかり相談しましょう。

Ｂ群溶血性レンサ球菌・性器クラミジア

Ｂ群溶血性レンサ球菌（ＧＢＳ）は分娩時にお母さんが保有していると、新生児に敗血症や髄膜炎を起こします。それを防ぐため、子宮の入り口や肛門周囲を擦過して細胞を採取し、菌の有無を検出します。また、クラミジア・トラコマチスを原因とする性器クラミジアは、早産や流産の原因となり、新生児に結膜炎、肺炎を引き起こします。検査では、子宮頸管の分泌物や擦過検体を用いて、クラミジア・トラコマチスの遺伝子を検出します。

ＧＢＳ、性器クラミジアの検査で抗原陽性と判定された場合には、性器クラミジアはジスロマックなどの抗菌剤を服用して治療し、ＧＢＳは陣痛時に母体へ抗菌剤を点滴して胎児への感染を防ぎます。

特に気をつけたい先天性感染症

２０１１年に行われた先天性感染の全国調査では、わが国での先天性サイトメガロウイルス感染、先天性トキソプラズマ感染、先天性ヘルペス感染・新生児ヘルペス、先天性梅毒感染、先天性パルボウイルスＢ19感染、先天性風疹症候群の出生数は表８のように推定されています（母子感染に対する母子保健体制構築と医療開発技術のための研究班２０１１年報告）。中でも先天性サイトメガロウイルス感染は、21トリソミー（ダウン症候群）よりも多いと報告されています（日本産婦人科医会／横浜市立大学先天異常モニタリングデータ１９９７～２００５年）。これらの先天性感染症は、それぞれの頭文字をとって「ＴＯＲＣＨ症候群」とよばれています。現在のところ、風疹以外の予防ワクチンはありませんので、日常生活でのしっかりとした予防が必要です。

先天性サイトメガロウイルス感染症

特徴　サイトメガロウイルスは主に幼児期に感染し、ほとんどが症状の出ない不顕性感染の形で生涯にわたり潜伏感染します。大人が感染するとそのほとんどは症状が出ないか、症状が出ても風邪のような症状で、サイトメガロウイルスの特徴的な症状はありません。

感染経路は、主に小児の尿や唾液

●表８　先天性感染症（TORCH 症候群）の推定出生数

先天性感染症	病原体	推定出生数／年
T(Toxoplasma)	トキソプラズマ（原虫）	100～200
O(Other)	梅毒（細菌）	20
	パルボウイルスB19	10 （流行年100）
R(Rubella virus)	風疹ウイルス	0～5
C(Cytomegalo virus)	サイトメガロウイルス	1000 （難聴、精神発達異常）
H(Herpes simplex virus)	単純ヘルペスウイルス	100 （新生児ヘルペス）

（神戸大学医学部産科婦人科学教室．「先天性サイトメガロウイルス感染症対策のための妊婦教育の効果の検討、妊婦・新生児スクリーニング体制の構築及び感染新生児リスク同定に関する研究」ウェブサイト［http://www.med.kobe-u.ac.jp/cmv/new_results.html］より引用）

との接触、輸血、性行為です。近年、日本の成人女性のうち、抗体をもつのは70％と低下しています。それに伴い妊婦さんの抗体保有率も低下し、妊娠中の初感染リスクが増加しています。

患者数　２０１８年の報告では、日本での先天性サイトメガロウイルス感染の発生頻度は新生児３００人に１人で、そのうち症状のある先天性感染児は１０００人に１人とされています（母子感染に対する母子保健体制構築と医療開発技術のための研究班２０１８年報告書）。先天性サイトメガロウイルス感染症は、１〜２％が妊娠中に初感染し、その約40％で胎児感染も起こります。胎児感染の80％は無症候性で生まれ、20％は症候性となります。すでに感染して抗体をもっている妊婦さんでは、胎児に感染することはまれですが、そうした妊婦さんでも免疫力がひどく低下した場合には胎児に感染が起こることがあります。また、妊婦さんはほとんど症状がなくても、胎児に影響が及ぶことがあります。

症状　出生児の症状としては、肝機能異常、肝脾腫、低出生体重、黄疸、小頭症、水頭症、聴力障害等があります。生まれたときは無症候性でも、10～15％に難聴、精神遅滞が現れ、症候性であると90％に精神遅滞、運動障害、難聴が起こります。また、出生時に症状がなくても成長するにつれて難聴や精神発達遅滞が出るリスクがあります。

検査　感染の診断を目的として、生後３週間以内の新生児に対する尿検査が２０１８年１月から保険適用になっています。一方、全ての妊婦さんに対するサイトメガロウイルス抗体検査は世界的にみても推奨されておらず、わが国でも初感染を疑われた妊婦さんに対しての検査や、カウンセリングを慎重に行う体制がとられています。未感染の妊婦さんが妊娠中に感染し胎児に影響が出ることが多いので、任意ですが、可能であれば妊娠16週までにＩgG抗体を測定し、抗体があるかどうかを調べておくとよいかもしれません。

治療　新生児の治療として、抗サイトメガロウイルス薬のバルガンシクロビルが聴覚と神経症状の改善に効果があると認められています。米国小児科学会では推奨されており、わが国でも一部の施設で取り入れられています。

予防　予防ワクチンは開発中で、利用できるものはありません。また、胎児への感染予防や治療目的での免疫グロブリン製剤に効果が期待されていますが、臨床試験レベルに留まっているのが現状です。

妊婦さんの感染は、主に上のお子さんや周囲のお子さんから起こっています。幼児が感染してもほとんどが不顕性感染で症状が出ないため、サイトメガロウイルスに感染していても気づかない場合もあります。ですから、妊婦さんは日頃から幼児の唾液や尿との接触を避けるようにしましょう。具体的には、①お子さんと食べ物、飲み物、同じ箸やスプーンを共有しない、②お子さんの手やおもちゃが口の中に入らないように注意する、③お子さんとキスをするときにはおでこにして、頬や唇にはさわらない、④お子さんの唾液や尿がついたおもちゃなどはアルコール系の除菌シートなどでよく拭き取り、必要があれば漂白剤を使用する、⑤オムツを交換した後や、お子さんのよだれを拭いた後は、石けんを使っての手洗いを心がけましょう。

先述のように、すでに感染していて抗体を持つ妊婦さんであっても、免疫力がひどく低下した場合には胎児への感染が起こることがあります。妊婦さんはほとんど症状がなくても、胎児に影響が及ぶことがあります。免疫力が落ちないように無理せず、なるべく身体を休めましょう。

先天性トキソプラズマ感染症

特徴　先天性トキソプラズマ感染症は、妊婦さんが妊娠中に初めてトキソプラズマに感染することで起こります。感染経路は、トキソプラズマに感染している豚肉・牛肉・馬肉などを生や生焼けで食べること、ネコの糞で汚染されている場所での土いじり・砂遊び、ネコの糞との接触、ネコとのキスなどのスキンシップなどです。

症状　妊娠初期に感染すると死産・流産、妊娠後期では胎児に水痘症や脈絡膜炎による視力障害、脳内石灰化、精神神経・運動機能障害などが現れます。出生時に無症状でも、成人になるまでに痙攣（けいれん）、脈絡膜炎、精神神経・運動機能障害が現れることがあります。

検査　トキソプラズマの抗体を持っているかどうかは、任意で調べることができます。抗体陽性の場合にはさらに検査を行い、感染時期を推定します。妊娠中の感染が疑われる場合には胎児へ感染しているかどうかを調べ、必要な場合には治療を行います。

予防　妊婦さんは、肉はしっかり加熱し、生ハムなどは避けましょう。肉を切った後のまな板や包丁は念入りに洗い、サラダなどに汚染させないように注意してください。土いじり、砂場遊び、ネコの排泄物処理をするときには手袋をし、手洗いをしっかりします。妊娠の可能性がある時期に、初めてネコを飼うのは避けたほうがよいでしょう。

先天性ヘルペスウイルス感染症

特徴　先天性ヘルペスウイルス感染症は、妊婦さんの単純ヘルペス１・２型への感染による性器ヘルペスを原因とする先天感染です。出産時に妊婦さんがウイルスを排出していた場合には、新生児が単純ヘルペスウイルスに感染し、重篤な新生児ヘルペスを発症する危険性が高くなります。

妊婦さんが出産時に感染していた産道感染が約80％、胎内感染が約5％、出生直後の家族などからの感染が約10％で起こっています。日本産婦人科医会のアンケート実態調査によると、全体的には妊婦さん536人に1人の割合で性器ヘルペスに感染しており、19歳以下では269人に1人の割合と、30歳以上の2倍以上の感染率であったと報告されています。

症状　生後7～10日目に発病します。全身型、中枢神経型、表在型の3つのタイプがあり、最も多いのは全身型です。全身型では、発熱、活気・哺乳力の低下、皮疹・口内疹が起こり、肝脾腫・黄疸、呼吸障害も出現します。中枢神経型では、痙攣発作、呼吸障害、頭部ＭＲＩによる脳の異常などが起こります。表在型では皮膚や眼球などに症状が現れます。

治療　抗ヘルペス薬のアシクロビルによる治療が可能です。先天性ヘルペスウイルス感染症では、死亡率が無治療の場合70～80％ですが、治療により30％程度に低下します。しかし、中枢神経型では治療をしても3分の2の症例に神経学的後遺症が残ります。妊婦さんの性器ヘルペスは、アシクロビル軟膏、アシクロビルやバラシクロビルの内服により治療を行いますが、帝王切開で新生児への感染を回避することもあります。

リステリア症

特徴　リステリア症は、リステリア菌によって引き起こされる食中毒です。この菌は、牛や羊などの動物の腸管に生息し、その糞便や乳および河川水から検出されます。75℃以上の加熱で死滅しますが、4℃以下の低温でも増殖します。

症状　多くは口にしても重症化しませんが、妊娠中に感染すると胎児に感染するため、免疫力の低下した妊婦さんは特に注意が必要です。妊娠期間後半の26週以降で重症化しやすく、死産、流産、新生児髄膜炎を引き起こし、まれに母体死亡の報告もあります。妊婦さんが感染した場合には、風邪のような症状、発熱・筋肉痛、ときには吐き気や下痢から始まり、進行すると髄膜炎、敗血症などを起こします。日本での報告例は少ないですが、今後増加する懸念もあります。

予防　感染予防のために注意したい食品として、感染した動物の肉製品（加熱調理肉、塩漬け肉、生ハム、ソーセージなど）や未殺菌乳、ナチュラルチーズ、スモークサーモンなどの魚介類加工品があります。動物性食品だけでなく野菜なども家畜の糞便で汚染される例もあり、２０１８年にはオーストラリアの輸入メロンが汚染されていたとの報告もありました。

先天性パルボウイルスB19感染症

特徴　パルボウイルスB19は、子どもによく見られる「りんご病」の原因ウイルスです。感染経路はくしゃみや咳などの飛沫感染です。

症状　成人の感染は症状の出ない不顕性感染が多いですが、妊娠早期の妊婦さんが初めて感染すると約20％の胎児に感染し、胎児水腫や胎児死亡を起こすことがあります。２０１１～２０１２年度の全国調査では、先天性感染が確定した例のうち

71％が流死産（妊娠12～26週）でした。その母体の49％は症状のない不顕性感染で、半数以上に家族（うち94％は子ども）にりんご病の症状が出ていたと報告されています（平成23～24年度厚生労働科学研究［山田班］）。

予防　妊婦さんの抗体保有率は20～50％と半数以上が感染しておらず、とくに子どもや家族が感染した場合に妊婦さんに感染する可能性があります。妊婦さんに症状がなくても胎児感染は起こるため、流行時には特に注意が必要です。

その他の先天性感染症

最近、20代女性の梅毒患者が急増しています。妊婦さんが感染すると多くは死産となり、生まれたとしても胎児が骨や神経に異常をきたす先天梅毒を起こします。

また近年、中南米、カリブ海や西太平洋の島々、アフリカ、米国フロリダ等で流行しているジカウイルスにも注意が必要です。主な症状は軽度の発熱、斑丘疹、結膜炎、関節痛、筋肉痛、疲労感、倦怠感、頭痛などですが、感染しても全員が発症するわけではなく、症状がないか、症状が軽いため気づかないこともあります。妊婦さんが感染すると胎児に小頭症を起こすことも知られています。妊婦さんは流行地への渡航は避けましょう。ジカウイルスを持った蚊に吸血されることで感染しますが、性行為でも感染します。ジカウイルス感染症を発症した男性の精液から、188日目までジカウイルスが検出された報告もあります。

予防のために注意すること

妊婦さんは免疫力が低くなりがちです。ここまで紹介してきた以外の感染症にもかかりやすく、重症化することもあり、薬の使用制限もあります。妊婦さんが水痘・帯状疱疹ウイルスに感染し、水ぼうそうになると胎児に感染し、胎児が死亡する場合もありますので、予防が大切です。

食べ物は火をよく通し、飲料水にも注意しましょう（表9、10）。動物との濃厚な接触でも感染することがありますので、注意しましょう（表11）。感染症が流行

●表９　妊娠中に避けたい食品

避けたい食品	胎児に感染が懸念される病源体
ナチュラルチーズ、未殺菌乳、肉や魚のパテ、スモークサーモン、生ハム、生肉、加熱不十分の肉（豚肉、馬肉、牛肉、鳥肉等）、発酵させた生肉ソーセージ、非加熱のフランクフルトソーセージ、井戸水、わき水等の無処理生水	リステリア菌、トキソプラズマ（原虫）

●表10　日常生活で気をつけること

日常注意したい注意事項
● 肉や魚についている細菌を生野菜サラダなどにつけない ● 生肉、魚等の保冷を保つ ● 生野菜や果物などは食べる前によく洗う ● 期限内に食べるようにする ● 開封後は、期限に関わらず速やかに消費する ● 冷蔵庫を過信しない ● 冷凍庫で保存する ● 加熱してから食べる ● 手についた細菌を他の食品につけないためにも手洗いをまめに行う

●表11　動物に関わる注意事項

避けたい動物との接触とそれに関連した注意事項	胎児に感染が懸念される病源体
感染したネコとの濃厚接触	トキソプラズマ（原虫）
ガーデニングや公園の砂場などの土壌の接触（ネコ糞汚染）	
ハムスターやモルモット等のげっ歯類との接触	リンパ球性脈絡髄膜炎ウイルス

していているときは人ごみをなるべく避け、また普段から石けんを使用して手洗いをしっかり行いましょう。

風疹と麻疹にはワクチンがありますので、ご家族もワクチンを接種して妊婦さんへの感染を防ぎましょう。また、口唇ヘルペスなどの症状があるご家族は、ヘルペスウイルスが感染しないよう、新生児との接触を避けてください。クラミジア・トラコマチス、淋菌、HIV、単純ヘルペスウイルス、B型肝炎およびC型肝炎ウイルスなどは夫婦間感染が起こるため、男性用避妊具を使用しましょう。

参考情報

- 風疹Q&A（2018年1月改訂）．　厚生労働省．
  https://www.niid.go.jp/niid/ja/rubellaqa.html
- サイトメガロウイルス妊娠管理マニュアル．　国立研究開発法人日本医療研究開発機構 成育疾患克服等総合研究事業 母子感染の予防と診療に関する研究班．
  http://cmvtoxo.umin.jp/doc/manual_20181022.pdf
- パルボウイルスB19母子感染の実態．　国立感染症研究所．
  https://www.niid.go.jp/niid/ja/iasr-sp/2340-related-articles/related-articles-431.html?start=3
- リステリア・モノサイトゲネス感染症．　厚生労働省、国立感染症研究所．
  https://www.niid.go.jp/niid/ja/kansennohanashi/525-l-monocytogenes.html
  https://www.mhlw.go.jp/stf/seisakunitsuite/bunya/0000055260.html

●先天性ヘルペスウイルス感染症．小児慢性特定疾病情報センター．
https://www.shouman.jp/disease/details/11_27_066/

●妊娠中の性器ヘルペス感染に関する実態調査結果の報告．日本産婦人科医会．
http://www.jaog.or.jp/wp/wp-content/uploads/2018/01/20180126.pdf

おわりに

先天異常とは、持って生まれた形態的・機能的異常で、生まれた新生児の約4～5％に存在するといわれています。そのうち生命保持、生活に支障の生じる可能性のある重篤な先天異常（大奇形）は約1～2％の出生児にみられ、このような重篤な病気を持つお子さんを産む心配をお持ちのお母さんのお気持ちはいかばかりかとお察しします。

出生前診断とは、〝妊娠早期に先天異常の診断を行うこと〟と定義され、その対象となる病気の条件は、①症状が重篤で、②再発の危険性が高く、③正確な診断法があること、とされます。新型出生前診断をはじめとする「非確定的検査」と遺伝子診断などを中心とする「確定的検査」に分類され、それぞれに長所と短所がありますす。後者の具体的方法としては、①絨毛採取、②羊水穿刺《せんし》があり、また最近では体外受精を前提とした着床前診断も一部行われるようになりました。

出生前診断を行う際に必ず必要なのが、「遺伝カウンセリング」です。遺伝カウンセリングは、「患者さんやそのご家族が、ご自身でこれらの悩みについての解決策を見つけ出すことができるように、難しい医学的知識を平易な言葉で十分に説明しつつ、心理的・社会的支援を行うこと」と定義されます。

たいせつなことは、〝出生前診断は、決して人工妊娠中絶を前提とした検査ではない〟という点です。日本では、お腹の子が重篤な病気を持っていることは人工妊娠中絶の適応にはなりません。人工妊娠中絶は、母体保護法により〝妊娠の継続または分娩が身体的または経済的理由により母体の健康を著しく害するおそれのあるもの〟とあり、あくまでも母体を救うために行われるものです。この意味でも、遺伝カウンセリングが繰り返して行われる必要性をご理解いただきたいと思います。

先天異常というと暗いイメージがつきまといがちですが、埼玉医科大学病院難病センター（０４９‐２７６‐１７４１）をはじめ多くの病院の遺伝子診療部では、医師、看護師、遺伝カウンセラー、その他のスタッフが全員一丸となって、みなさまの悩みに真摯に向き合う体制を整えております。どんな小さな悩みでも自分一人で抱え込まず、ぜひ一度ご連絡ください。

妊娠したら読んでおきたい出生前診断の本
出生前診断を"正しく知る"ために

2020年3月26日発行
著　者　大竹　明、亀井　良政、町田　早苗
発行者　須永　光美
発行所　ライフサイエンス出版株式会社
〒105-0014　東京都港区芝3-5-2
TEL. 03-6275-1522　FAX. 03-6275-1527
http://www.lifescience.co.jp/
印刷所　三報社印刷株式会社
デザイン　株式会社オセロ　謝 暄慧、熊谷有紗

Printed in Japan
ISBN 978-4-89775-377-5 C0047

埼玉医科大学が 10 年以上にわたり定期的に開催している市民公開講座の内容を再編集した書籍シリーズです。セミナー講師陣は各領域を代表する専門家！
信頼性の高い情報をよりわかりやすい形にギュッと詰め込んでお届けします。

がん治療を苦痛なく続けるための支持・緩和医療

こころとからだを楽にして自分らしさをとりもどす

髙橋孝郎　小島真奈美　藤堂真紀
加藤眞吾　大西秀樹

●四六判　132 頁　定価（本体 1,500 円+税）
ISBN978-4-89775-375-1

本書では、手術、抗がん剤、放射線治療に続く“第 4 の治療”ともよばれる緩和医療について、第一線で活躍する 5 人の専門家が、わかりやすく詳しく説明します。日本人の 2 人に 1 人ががんになる時代。恐れずにがんと向き合うために、私たち全員が知っておきたい知識が満載です。

おとなの軽度発達障害

こども時代をふりかえり自分をいかすためのヒント

横山富士男　吉益晴夫

●四六判　132 頁　定価（本体 1,500 円+税）
ISBN978-4-89775-376-8

2016 年の発達障害者支援法の改正により、「発達障害」への対応はまさに新時代に入っています。

社会生活ではこども時代とは別の能力が求められます。

「もしかして、私は？」「ひょっとしたら、この子は？」「もしかしたら、この部下は？」と思った人に手にとってもらいたい内容です !!

※本シリーズ続刊予定（テーマ）：「帯状疱疹」「パーキンソン病」「アレルギー」「機能性ディスペプシア」など

既刊の
お知らせ

埼玉医科大学超人気健康セミナーシリーズ

膵臓の病気の早期発見・早期治療

“暗黒の臓器”のこと
少し気にかけてみませんか

良沢昭銘　岡本光順

●四六判　120 頁　定価（本体 1,500 円＋税）
ISBN 978-4-89775-398-0

急性膵炎、慢性膵炎、膵がん、その他の膵腫瘍……。

画像診断・内視鏡診断の進歩によって膵臓の病気をより正確に診断できるようになってきました。

本書は、一般読者向けに、膵臓の病気とその治療について、イラスト、CT 画像、MRI 画像などを多用し、わかりやすく解説しています。

専門医が語る子宮とのつきあい方

生理痛や子宮の病気について
理解を深めてすこやかに
あなたらしい日々を

梶原健　三輪真唯子

●四六判　128 頁　定価（本体 1,500 円＋税）
ISBN 978-4-89775-397-3

友人や家族にもなかなか相談しづらい生理や子宮のはなし。

「いつもと違う」と感じたら、何か病気のサインかもしれません。

「最近、生理痛がひどくなっている気がする…」

「子宮頸がん検診はどのくらいの頻度で受診すればいいの？」など、子宮に関するさまざまな疑問に、産婦人科の専門医がお答えします。